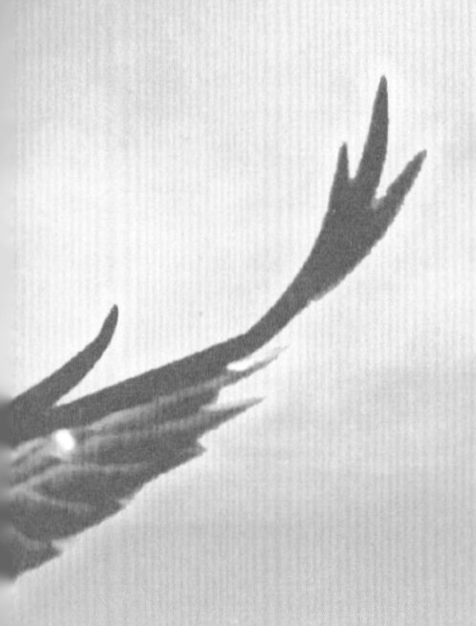

大展好書　好書大展

品嘗好書　冠群可期

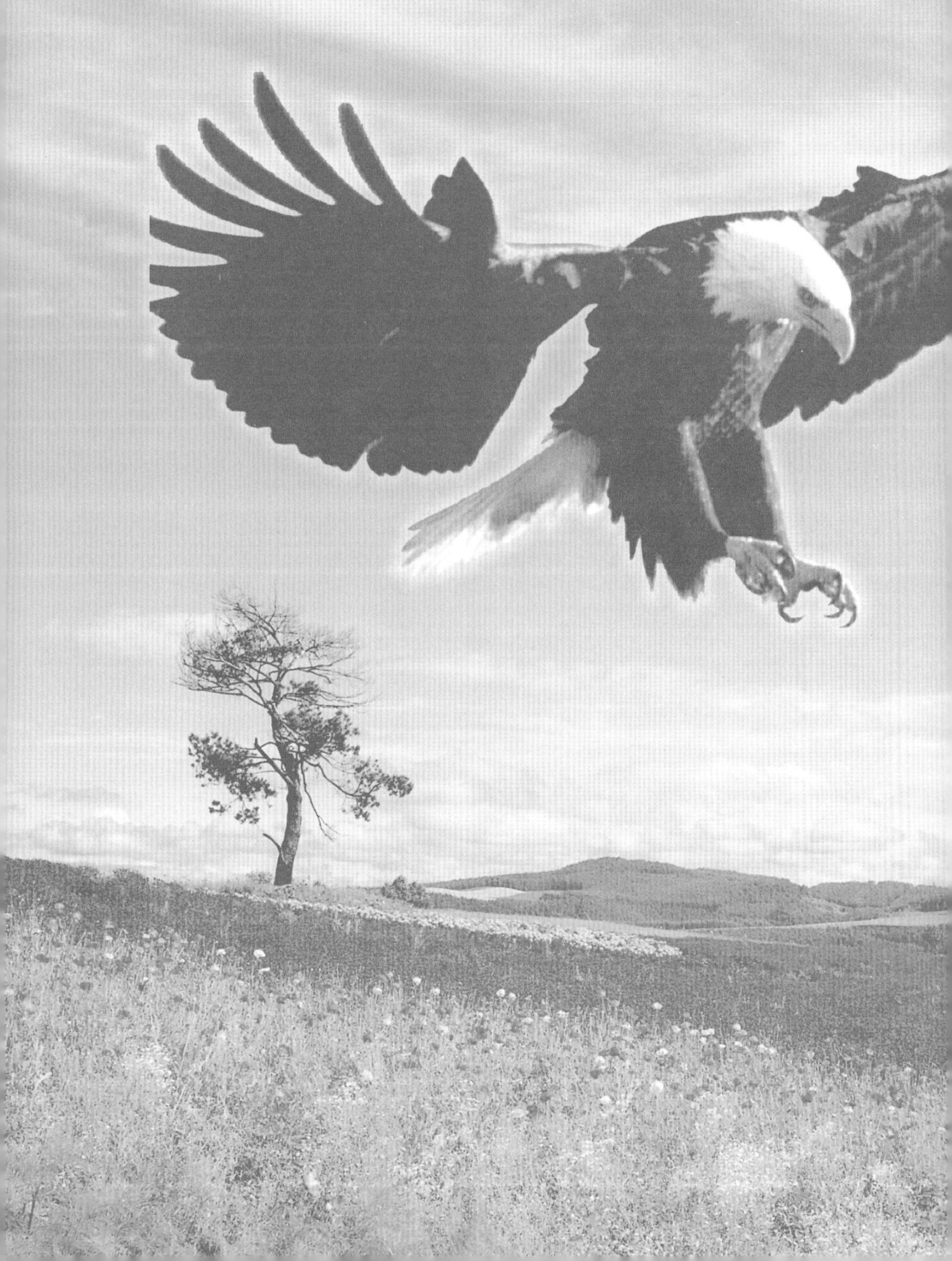

壽世養生 ㉔

因是子靜坐法

正、續篇

岡田式靜坐法

因是子 著

品冠文化出版社

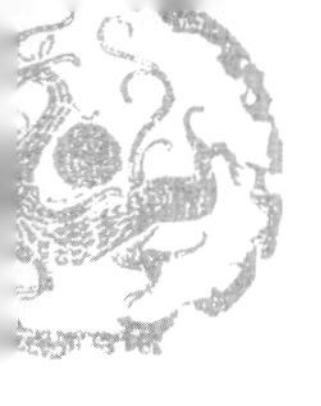

策劃人語

現代意義上的「國學」一詞，是中國學術界，面對晚清以來西學東漸的大形勢，為了與「西學」相對應而逐漸形成的概念。國學，就是「國故學」，據章太炎、胡適等學者研究，國故，「即中國過去的歷史、文化史，包括一切」，「研究這一切過去的歷史文化的學問，就是『國故學』，省稱為『國學』。」（胡適語）

現代國學之精要，就是歸納、梳理、研究、闡釋祖先特有的、由幾千年文明積澱醞釀出的「中國智慧」，以期對人類文明，在以往貢獻的基礎上，作出更大的貢獻。這是一項意義深遠的學術工程。雖然祖先留下的這些寶貴遺產，在一些人的心中正日漸湮滅，但正像著名哲學家馮友蘭先生所說：「如果人類將來日益聰明，想到他們需要

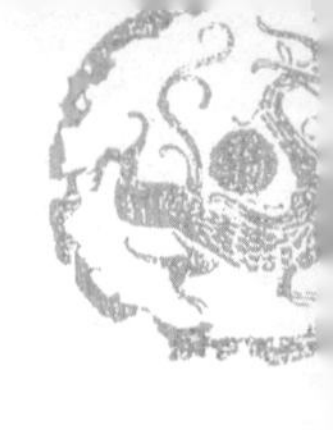

內心的和平和幸福，他們就會轉過來注意中國的智慧。」瀚海文化工作室策劃編纂的這套「國學論壇叢書」，即旨在為今日「中國智慧」的啟迪，盡一份微薄之力。

毋庸諱言，國學作為一項研究中國固有學問的學科，其面對的研究對象浩瀚龐博，經史子集，詩詞歌賦，儒釋道醫武，存世資料浩如煙海，任何再雄心勃勃的研究者，大概也只能取「一瓢飲」。為此，本系列叢書擷取了一部分以修身養性、陶冶情操、強身健體等為主要內容的精粹典籍，目的在於詮釋、完善中華養生學文化的理論和技術體系，為廣大熱衷於中華養生學文化的鑒賞者、研究者和實踐者提供詳細完備的文獻資料。

在策劃、遴選、擷取過程中，我們重點關注那些出版年代較早且存世量少，或者還未出版過的歷史文獻資料和典籍。由於許多資料和典籍時間較長，且保存過程中有疏失，故使許多資料完整和完好性較差，有極少的原版本還存在殘頁和缺頁。為了方便讀者閱讀和學習研

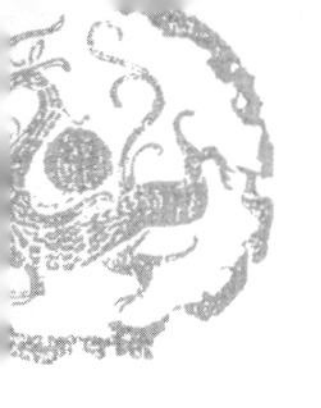

究，我們雖努力設法予以補全，但仍有一些難以恢復原貌的缺憾。所幸者，就其全書整體而言，其收藏、研究、參考、學習的價值尚未受到太大的影響。

在此，針對那些版本方面現存的缺憾，本叢書出版後，我們也熱誠希望收藏有完整版本的仁人志士，能慨然援手，予以補全，以裨益於當世和後學。

應讀者要求，我們對本叢書文稿做了重新編排，也嘗試著做了斷句，對書中的部分晦澀詞語或冷僻文字做了注音和簡要注釋。由於我們水準有限，在校閱過程中，失誤和疏漏之處在所難免，請讀者指正並予以諒解！

瀚海文化工作室　王占偉

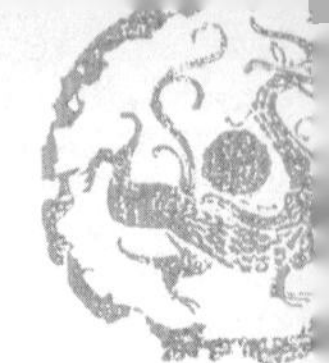

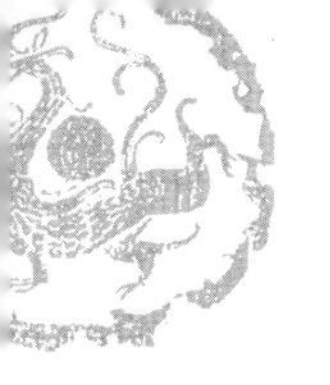

武進蔣維喬著

因是子靜坐法

上海商務印書館出版

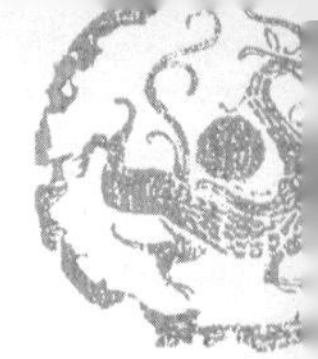

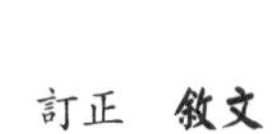

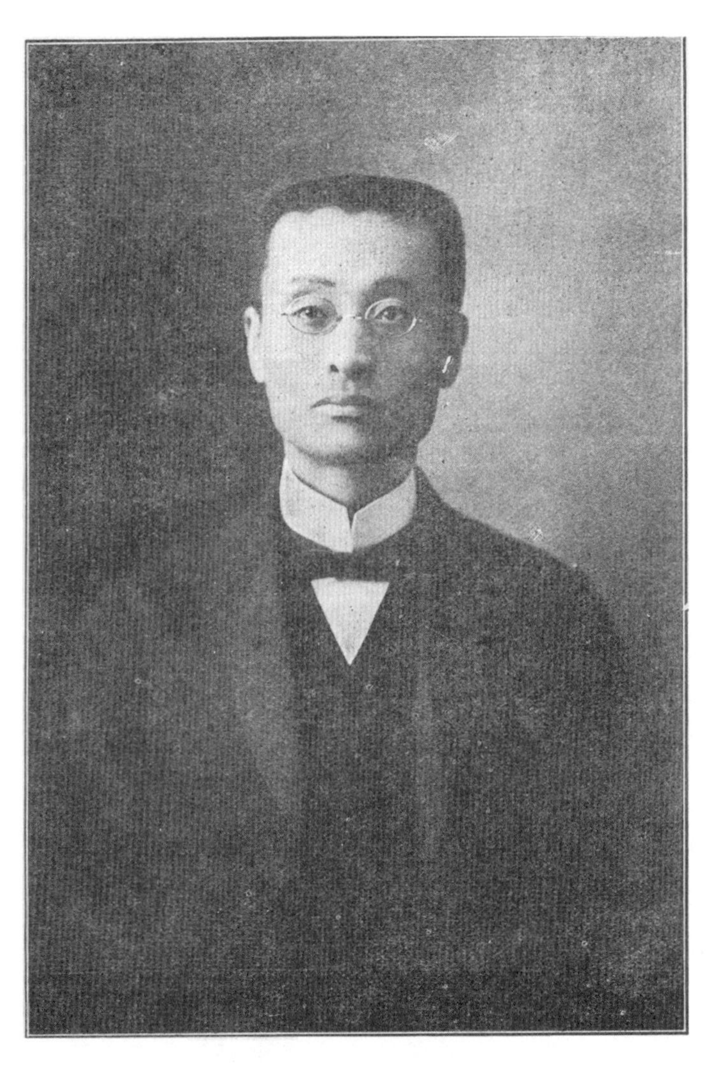

因是子最近攝影

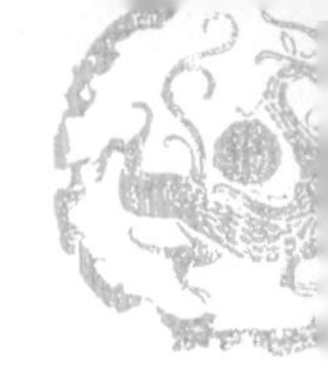

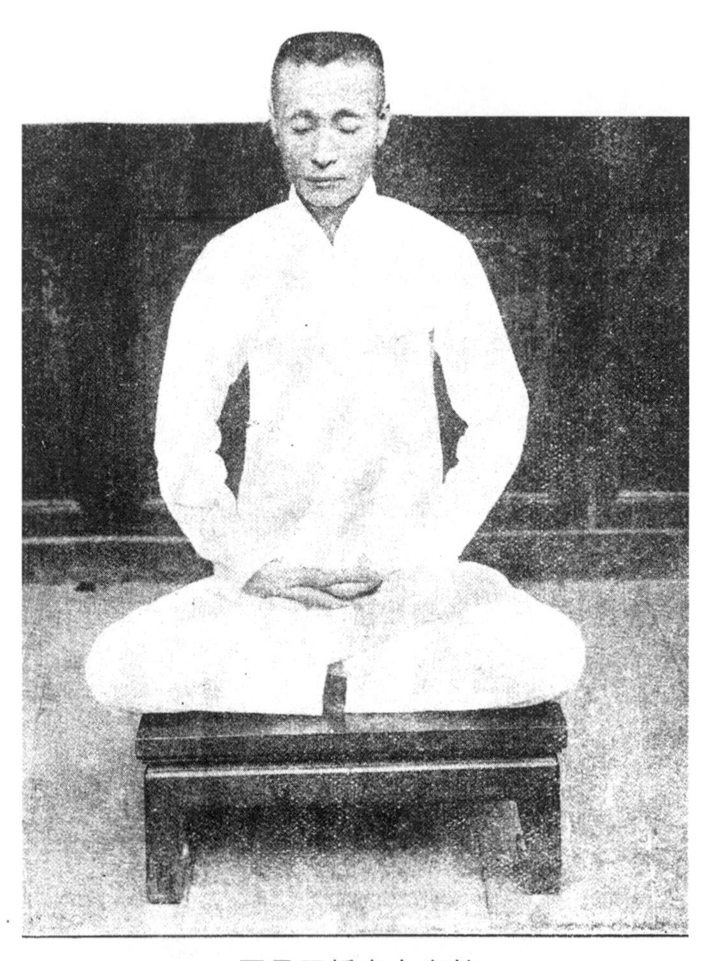

因是子靜坐之姿勢

此為雙盤膝之坐法，驟學之頗難，可用單盤膝，詳方法篇。

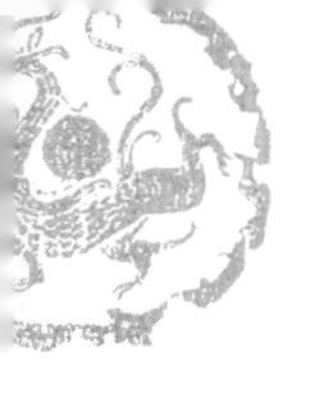

訂正　敘文

靜坐法，即古之所謂內功也。古者養生之術，本有外功、內功二者。醫術之藥餌針砭，治於已病；養生之外功、內功，治於未病者也，自後世失其傳。習外功者，多椎魯而無學，而內功又專為方士所用，附會陰陽、五行、坎離、鉛汞諸說，其術遂涉於神秘，為縉紳先生所不道。

夫世間事物，苟能積日力以研究之，必有真理存乎其間，本無神秘之可言。所謂神秘者，皆吾人為智識所限，又不肯加以研究，人人神秘之，我亦神秘之耳。

余自幼多病，屢瀕於死，弱冠以前，即研究是術，庚子之歲，乃實行之，以迄於今，未嘗間斷。蓋十八年矣，不特痼疾竟瘳，而

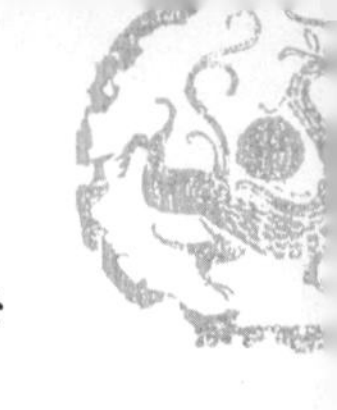

精神日益健康。久欲以科學的方法，說明是術之效用，顧以未肯自信，操筆輒止，非敢自秘，將有待也。

近聞日本岡田虎二郎、藤田靈齋，均宣導靜坐法，其徒皆有數萬人。岡田之徒，著《岡田式靜坐法》；藤田自著《息心調和法》、《身心強健秘訣》二書，風行一時，重版皆數十次。余取而讀之，則慨然曰：「是吾國固有之術也。」岡田、藤田之書，平實說理，不為神秘之談耳，惟其說能本乎科哲諸學，乃異於吾國古書所云。余於是乃不能自已矣。

間嘗默察吾國民之根性，凡一切學術，以及百工技藝，苟有超絕恒蹊者，往往自視為秘術，私諸一己，不肯示人，以為公同研究。自古至今，卓絕之藝術，坐是而不傳者，蓋亦夥矣。東鄰之民則不然，得吾一術，必公同研究之，其結果且遠勝於我，我方且轉而取法之矣。

如吾國之外功，其粗者為八段錦，精者為拳藝，然以自秘之

故，不肯公同研究，卒至習者無學，學者又莫之能習。迨明季有陳元贇其人者，流亡至日本，以是術傳福野七郎左衛門等，彼國人起而研究之，至今蔚成柔術，而我國之拳藝如故也。

內功，其粗者為可卻病，其精者乃可成道，然亦以自秘之故，不肯公同研究，卒至流為怪誕，趨入異端。

今日本人得其術，加以研究，創為靜坐法。彼國人自大學講師、學生、軍人、老幼男婦，多起而效法之，且學校有以之加入課程，大學學生，更有聯合為靜坐會者，嘻何其盛歟。而我國人則何如也？夫非以自秘之故而失其傳耶，亦可慨矣。

余之為是書，一掃向者怪異之談，而以心理的、生理的說明之，凡書中之言皆實驗所得，於正呼吸法，亦兼採岡田之說；至於精之成道，則屏而不言，以余尚未深造，不敢以空言欺人也。抑吾國之民性至今日浮動甚矣，一事當前，多不能體察其理，為盲從，

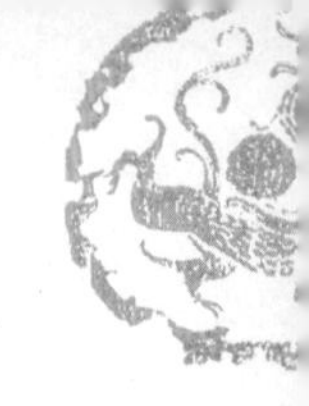

為被動，一哄之市，有初鮮終，民性如此，國幾不國矣。以靜坐之術救之，其為扁盧之良藥歟，吾將以是書卜之也。

民國六年十一月　因是子　識

目　錄

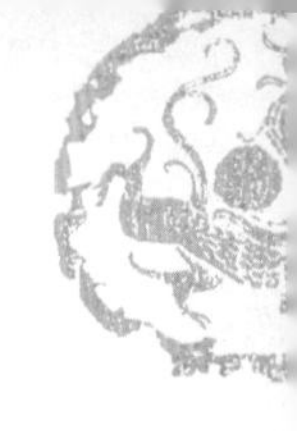

方法篇……………二八

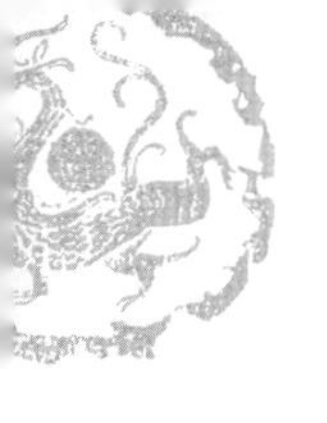

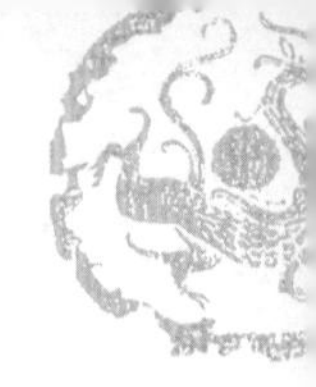
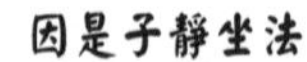

附錄

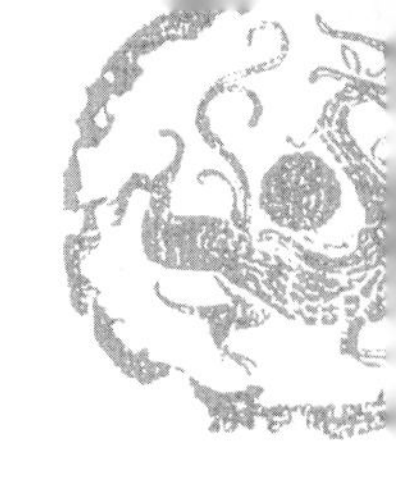

因是子靜坐法

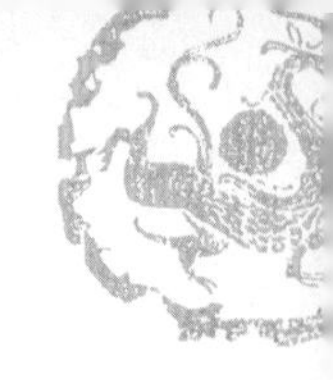

原理篇

人類之根本

老子之言曰：「夫物芸芸，各復歸其根。」此言萬物之各有根本也，相彼草木，由胚而芽，由芽而幹枝莖葉，暢茂條達，小者尋丈，大者干霄。問其何以至此，孰不曰根本之深固乎？

蓋草木之根本敷暢，斯能吸收土中之養料，以運行於幹枝莖葉，而遂其生成，此人人所能知也。然則人類之生幾萬億年，發達至今，自其大者觀之，亦萬物之一耳，既有生命，必有根本，無可疑也。草木之根本，人人能知之能道之；人類之根本何在，則知之者鮮矣。

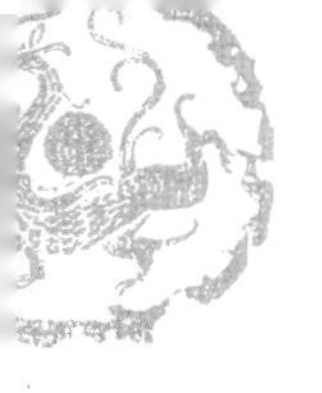

雖然，不難知也。物之生，其始皆為細胞，人由女子之卵細胞，與男子之精細胞，結合而成胎，猶草木之胚也。胎在母體中，其初生也，一端為胎兒，一端為胞衣，而中間聯以臍帶，孕育十月，至脫胎以後，而臍帶方落。以此推之，可知人類胎生之始，必始於臍，臍即為其根本。

培養草木之根本，則以肥料溉壅之培養；人生之根本，當以心意之作用溉壅之。靜坐者，即使吾心意得行其灌溉之時也。

全身之重心

人生之根本在臍，吾既言之矣，古之有道之士，蓋早知之，故有修養丹田之法。丹田者，亦名氣海，在臍下腹部是也。顧吾之為是書，意在發揮平素之心得，以論理的記述之，絕不願參以道家鉛汞之說，故不取向者丹田之名稱，而名之曰重心。

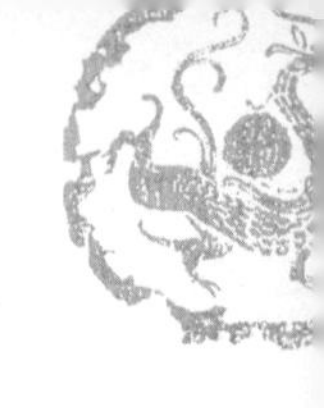

物理學之公例，凡物重心定則安，重心偏則傾。百尺之塔，凌雲之閣，巍然獨峙而不欹者曷故，曰惟循重心之公例故。悲哉世俗之人，不知反求其根本，而安定其重心，終日營營，神明憧擾，致心性失其和平，官骸不能從令，疾病災厄，於焉乘之，殊可憫已。

靜坐之法，淺言之，乃凝集吾之心意，注於重心之一點，使之安定。行持既久，由勉強幾於自然，於是全身細胞，悉皆聽命，煩惱不生，悅懌無量。儒家之主靜，老氏之抱一，佛家之止觀，命名各異，究其實，罔非求重心之安定而已。

靜坐與生理的關係

人體之構造，複雜精妙，實有不可思議者。今日科學雖發達，於此學尚只窺其途徑，未能造其極也。請就生理學上言之，吾人全體機關之最大作用，首

在生活，即攝取體外之滋養質，供給於體內各機關，排泄體內之廢料於體外而已，是名新陳代謝。

新陳代謝之作用，無一息停止，司其樞紐者，厥惟循環器。循環器，包括心臟血管淋巴管而言，所以運行血液於全身，循環不已者也。血液之循環，約二十四秒時，全體一周，一晝夜三千六百周，運行之速如此。若運行絕無阻滯，則身體健康；一有阻滯，則各機關受其病，各機關或有損傷，亦能使血液阻滯而病。然此種器官，在生理學上，謂之不隨意筋，言其作用，雖人在睡臥時，全體靜止，亦不稍停，不能以人之心意左右之也，故其阻滯而病也，人每不及預防。衛生家亦僅能用清潔及多得日光空氣諸法，助其運行而已。

惟靜坐之法，使重心安定於下部，宛如強大中央政府，得以指揮各機關，使血液循環迅速（詳後經驗篇），新陳代謝之作用圓滿，體內無惡血停滯，則不生病；即偶有病，亦能使之不久復元，治病於未發之先，較諸病已至而治之者，其效不可同日語矣。

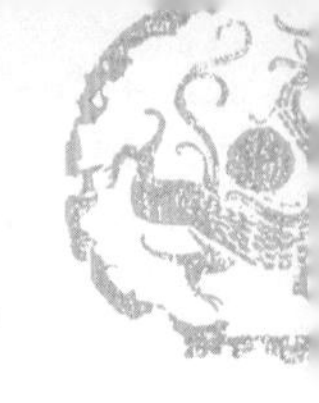

靜坐與心理的關係

人身有肉體與精神兩方面，而其不可思議處，多在精神方面，此宗教及哲學所由起也。持極端唯物論者，則謂吾人心意之作用，不過有生以來經驗之跡象，印於腦中者，恒隨肉體以俱盡，殆不認有精神界；持極端唯心論者反之，謂世界一切，皆由心造，無心則無物，是皆陷於一偏之見。

究之心身兩方面，不可偏廢，而心意尤能影響於肉體。概而論之，其例實多，愧恥內蘊，則顏為之赤；沉愁終夜，則髮為之白；至若催眠術之利用暗示，使被術者執熾熱之火箸，而告之曰不熱，執者即不覺其苦，並肌膚不少變者，蓋又不勝枚舉也。精神之能左右肉體，從可知矣。

世人不知此義，心戰於內，物誘於外，全體精神，皆渙散而不統一，與形日離，遂生百病，甚且夭札，比比然也。靜坐者能萃全身精神而統於一，自然體氣和平，卻病延年。一者何？即重心之謂也。

重心即身心一致之根本

重心於生理方面，能使血液運行迅速；在心理方面，能使精神統一，是知身之重心，即心之重心，不能有所區別。是故重心安，則身之健康，心之平和，同時並得；重心不安，則身之健康，心之平和，同時胥失。

世人妄生分別，鍛鍊肉體者，忽於精神之修養；修養精神者，則又輕視夫肉體之鍛鍊，皆不察之過也，盍於身心一致之根本，加之意乎？

靜字之真義

地球繞日以行，動而不息。吾人棲息於地球之上，亦隨地之動以為動。然則宇宙萬有，惟一動字可以概之。

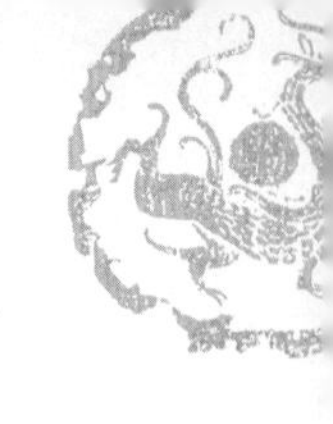

安所謂靜耶，故動靜之真義，未可以常說解之。吾之所謂動者，乃吾人自己有所動作，反乎地球行動方向之謂。吾之所謂靜者，即吾人自己無有動作，合乎地球行動方向之謂。

蓋地球之行動，吾人毫不能感覺者也，靜之至，斯能造乎毫不感覺之域，而與地之動一轍矣。

靜坐中安定重心之現象

重心之安定，前既言之，然靜坐時如何現象，不可不一述。

重心安定在臍下之腹部，其初借調息之法（詳方法篇），俾全身血液運行之力，集中於茲，臍下腹部膨脹，富於韌性之彈力，是為重心安定之外形，至其內界，則體氣和平，無思無慮，心意寂然，注於一點，如皓月懸空，潔淨無滓，是為重心安定之內象，惟靜坐可以得之，其妙有不可言喻者。

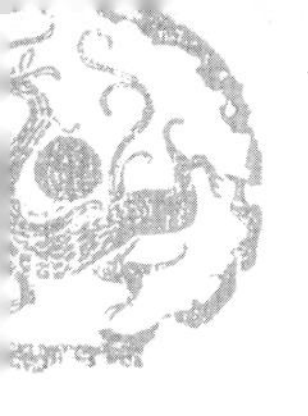

形骸之我與精神之我

人身有肉體精神兩方面，故有形骸之我，與精神之我，常人牽於耳目口體之欲，只知形骸之我，遂不見精神之我，重心擾亂，上浮於胸，全身機關，失於調節，輕則罹病，重則死，死時氣必逆壅，即重心上塞也。

從事修養者，肉體與精神，固宜兼顧，然吾見世之體育家，鍛鍊筋肉，極其強固，一旦罹不測之病，莫之能禦，甚且成為廢人者有之。而禪師或哲學家，鍛鍊心意，能借修養之作用，驅除病魔，雖軀體孱弱，而卒能壽及期頤者，往往而然，可知精神之我，其能力有遠過於形骸之我者矣。

靜坐之法，使重心安定，可以合形神為一致，而實則能以神役形。每日按時行之，毋使間斷，亦可名之為精神體操。

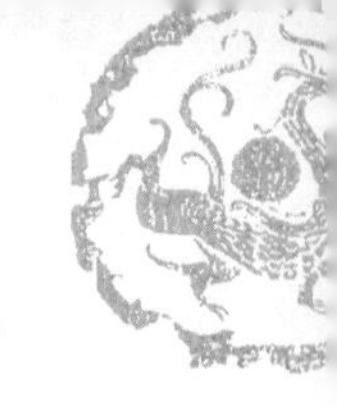

方法篇

原理既明，宜詳方法。靜坐之方法，有兩大要件：一、端整姿勢；二、調節呼吸。此為入門之緊要關鍵，今以次說明之。

甲、姿勢

靜坐前後之注意

（一）備靜室一間，或即用臥室，開窗闔戶，不使他人來擾。

（二）製軟厚之褥或墊，備久坐之用。

（三）入座前解衣寬帶，使筋肉不受拘束。

（四）平直其身，脊骨不曲，端正就座。

（五）靜坐畢，宜徐徐張眼及舒放手足，切勿匆遽。

靜坐時之兩足

（一）盤足而坐。

（二）盤時或以左脛加於右脛之上，或以右脛加於左脛之上，均可隨人之習慣。

右式俗稱為單盤膝，若如佛家之趺坐。則既以左脛加於右脛，更宜以右脛互加於左脛，兩蹠仰上，俗稱雙盤膝。如此則全身筋肉伸張，脊骨自然不曲。然初學者未易仿效，自以單盤膝為宜，惟須注意脊骨不曲。

（三）兩股交叉如三角形，股之外側，緊著於褥上，重心自然安定於臍下。

（四）初習盤足時，必覺痲木，可忍耐之，久則漸臻自然。

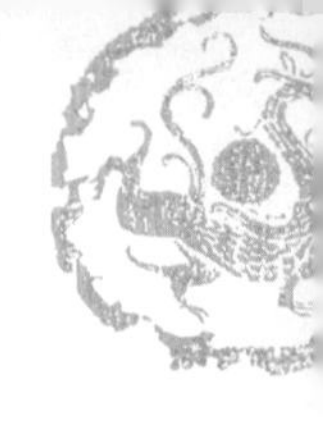

（五）痲木不能忍者，可上下交換其足；如再不能忍，則暫弛之，待痲木既去，再返坐。

靜坐時之胸部臀部腹部

（一）胸部微向前俯，使心窩降下。

心窩降下者，即古人所謂存想丹田也。常人之重心，不能安定，恒若上浮於心窩。

初學靜坐時，常覺胸膈否塞不舒，即心窩不能降下之證，必時時注意於下腹，使心窩處輕浮而不著力，久之自能降下，而重心方得安定。

（二）臀部宜向後突出，使脊骨不曲。

脊骨本略帶彎形，坐時臀部不突出，則脊骨必屈向外面，而全身姿勢傾圮矣。

（三）腹之下部宜鎮定。

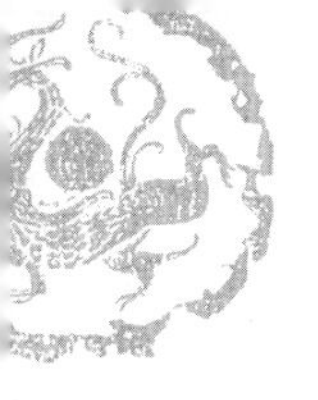

鎮定下腹，即所以安定重心，然非有意用力之謂。蓋借心意之作用，掃除他項雜念，而注意悉凝集於下部，重心自然鎮定也。

靜坐時之兩手

（一）兩手輕輕交握，貼於小腹之前，垂置小腿上。

（二）交握之法，以一手輕握他手四指，兩拇指結成交叉之形。

（三）或以左手握右手，右手握左手，均各隨意。

（四）兩手交握垂下處所，各隨人之肢體所宜，或在腹下，或在股上，不必一定。

（五）兩手下垂及交握之指尖，當悉任自然，不宜些須著力。

靜坐時之顏面耳目口及呼吸

（一）頭頸正直，面宜向前。

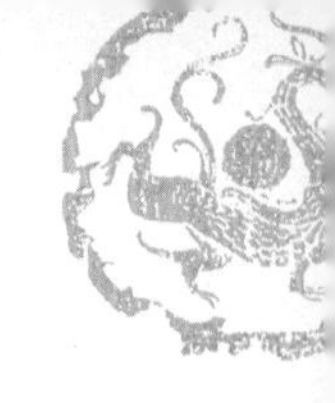

（二）兩耳宜如不聞。

（三）眼宜輕閉。

（四）口宜噤，舌抵上齶。

（五）靜坐宜用正呼吸（詳後）。

初學時欲為止呼吸，頗困難，可用普通呼吸。

靜坐時之心境

（一）宜一切放下，勿起妄念。

吾人之意識界，恰如舞臺，各個觀念，恰如優伶，倏起倏滅，時時隱現於舞臺中，無剎那之停止，故欲妄念之不起，極為難事，惟注意之一點愈明顯，則其他之觀念愈伏藏，故能注意於重心之一點，則妄念自漸漸消除。

（二）用返照法，使妄念自然不生。

前言勿起妄念，然勿起云者，亦即一妄念也，故莫如用返照法。返照法亦

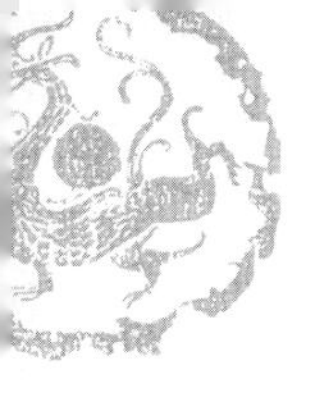

可謂內視術。

常人兩目之所視，均注乎外物，罔有能反觀其內者。靜坐時閉合兩目，反觀吾之意識，先將妄念之起滅，頭緒理清，甲念起則返之甲，乙念起則返之乙，正其本，清其源，久之則妄念自然不生。

（三）靜坐本可以消除疾病，增進健康，然此等要求癒病及健康之觀念，亦宜屏棄勿思。

（四）當純任自然，勿求速效，宜如一葉扁舟，泛乎中流，棄棹捨帆，任其所之。

（五）靜坐時兩目閉合，猶可不見外物，惟外界之音響，接於兩耳，心中即生妄念，最難處置。故宜收視返聽，雖有音響，置諸不聞，練習既久，能養成泰山崩於前而不動之概方可。

（六）靜坐者宜如宗教家，具有信仰之心。初習時往往反覺心中苦悶，必堅定不移，繼續行持，久乃大效。有效與否，全視信仰。

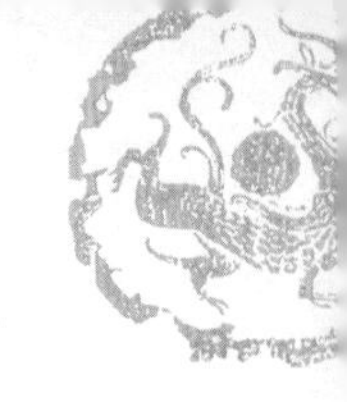

靜坐之時間

（一）靜坐之功候，到極深處，則應終日行住坐臥，常目在茲方可。然初習時不可不規定時間，以早晨起床及晚間就寢前各靜坐一次為宜，否則每日至少必有一次靜坐。

（二）每次靜坐之時間，愈長愈妙，然能坐至三十分鐘，日久繼續不斷，則其收效已不少矣。

（三）事繁之人，每次靜坐，以四十分為宜，能延長至一時間更妙。

（四）時間不論早晝晚皆宜，若每日只能坐一次者，以早晨起床後為佳。

（五）每晚就寢前，能為十五分或二十分之短時間靜坐，頗有效，總之以起床後之靜坐為主，就寢前之靜坐副之可也。

（六）早起先在床上，撫摩下腹，調整呼吸（法詳後），次通大小便，次盥嗽，然後靜坐。

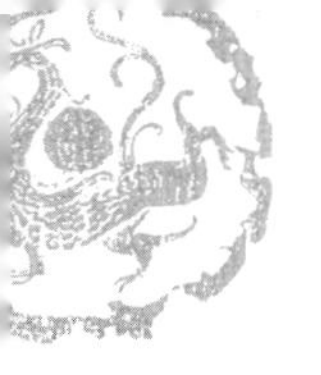

靜坐總以便後為宜，然因各人習慣不同，早晨或有不能大便者，則亦各從其習慣可矣。

乙、呼吸

調節正呼吸

鼻端一呼一吸，謂之息。此言調節正呼吸，即古人所云調息是也。靜坐入手之方法，全以呼吸為之樞紐，故調節正呼吸，為最緊要。

恒人重心上浮，力不集於腹，呼吸短促，恒反於正。讀者試躬自實驗之，吸氣時腹部膨脹，呼氣時腹部收縮，即為不正呼吸。人人皆然靜坐之要務，首在改變此不正呼吸之習慣。

然靜坐宜無思無慮，若令注意於呼吸，是不能靜坐矣，故初入門者，一任

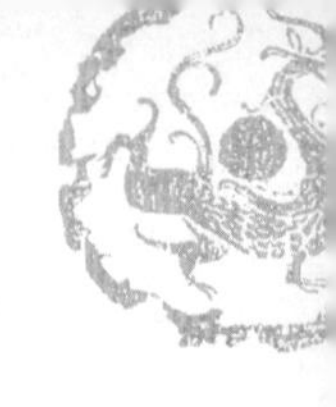

其為普通之呼吸，惟宜於靜坐之前後調節之。一入靜境，即不必留意，不久即能為自然之正呼吸。

今將以次言正呼吸及其調節之方法。

正呼吸法

（一）正呼吸呼息時，臍下腹部，自然膨脹，其結果腹力滿而堅。

（二）臍下氣滿，胸部空虛。

（三）呼息宜緩而長。

（四）吸息時空氣滿胸，胸自膨脹，此時臍下腹部，自然收縮。

（五）胸膨脹時，腹部雖縮而非空虛。無論呼氣吸氣，重心常安定臍下，使之充實方可。

（六）吸息宜深而長，與呼息相等。

（七）呼氣吸氣，宜極靜細，以靜坐時自己亦不聞其聲為合。

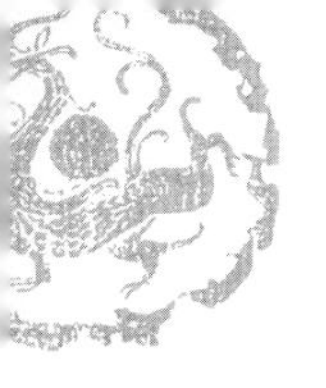

正呼吸之練習

（一）盤膝端坐，與靜坐同一姿勢。
（二）先吸短息，漸次加長。
（三）吸息時胸部膨脹，下腹必收縮，然當聽其自然不可強為。
（四）吸息時不可有意擴張胸部，蓋有意張胸，則肺必扁平，且不能使心窩降下，一任自然，則心窩降下，而肺可為圓形之發達。
（五）呼息緩而細、靜而長，徐徐入力於下腹，自然膨脹。
（六）呼吸必以鼻出入，不可用口。
（七）呼吸練習漸純熟，漸次加長，以長至一呼一吸能占一分時間為宜，然絕不可勉強。
（八）一呼一吸時，中間絕不可止息。

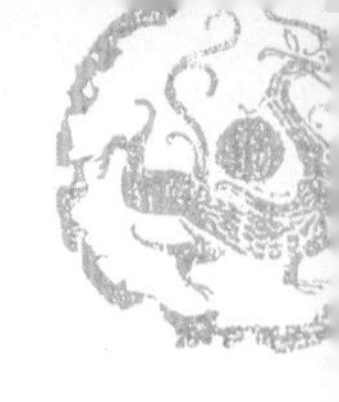

練習呼吸之時刻

（一）練習呼吸，每日不論何時皆可，然以靜坐之前後為最宜。

（二）靜坐之前後，以五分至十分，為練習之時間。

（三）練習既久，常時亦能為正呼吸者，則靜坐前後，可不必練習。

此外，能擇野外空氣清潔之處，練習深呼吸，則於調節正呼吸極有益。蓋深呼吸時，胸腹之張縮，與正呼吸無以異也。

今略述深呼吸之法：先宜立正，足尖分開，兩臂前伸，然後盡力吸氣；同時足跟提起，兩臂上舉過頭，向左右分開，兩掌向上，再呼出其氣；同時兩掌向下，兩臂徐徐下垂，足跟亦徐徐著地。吸氣時須緊閉其口，呼氣時可開口，兼用口鼻呼出之。

心窩降下與呼吸之關係

前言姿勢，既述及心窩宜降下之理，雖然，呼吸時與心窩之降下，更有重

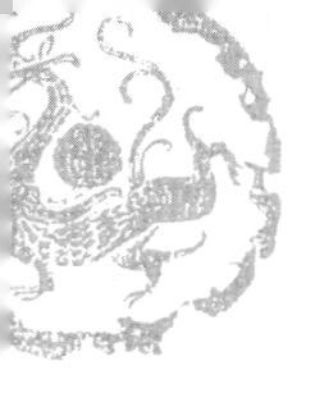

大之關係，蓋心窩若不能降下，則呼吸不能調節，靜坐之效，終不可得也。特再述之，以促學者之注意。

（一）初學者，呼吸時必覺心窩處緊實，以致呼吸窒礙，不能調節，宜持以決心，不可退縮。

（二）覺呼吸窒礙時，切不可用力，宜純任自然，徐徐注意達於下腹。

（三）胸部宜一任其弛緩，使血液循環時，不致壓迫心臟，則心窩自然降下。

（四）練習日久，似覺胸膈空鬆，呼吸靜細深長，一出一入，能直達於臍下重心，即為調節呼吸之明效。

靜坐時腹內之震動

（一）靜坐日久，臍下腹部，發現一種震動之奇景，即為靜坐之成效。

（二）震動之前十數日，必先覺臍下有一股熱力，往來動盪。

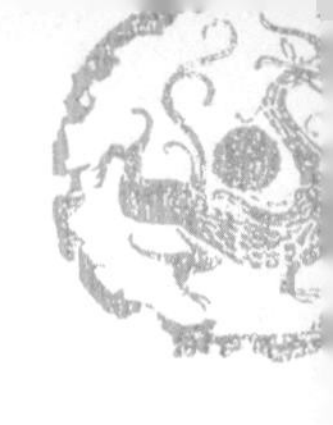

（三）熱力動盪既久，忽然發生一種震動，能使全身皆震，斯時不可驚骸，當一任其自然。

（四）震動之速度及震動之久暫，人各不同，皆起於自然，不可強求，亦不可遏抑。

（五）震動時宜以意（不可用力）引此動力，自尾閭循背脊上行，而達於項，復透過頂，自顏面徐徐下降心窩，而達於臍下（自尾閭上行至下降心窩，非一時之事，或距震動後數月，或經年不定，閱者勿誤會）。久之則此動力，自能上下升降，並可以意運之於全身，洋溢四達，雖指甲毛髮之尖，亦能感之，斯時全體皆熱，愉快異常。

震動之理由，頗深奧難解，大率血液循環，其力集中於臍下所致，然何以能循脊骨上行，自頂復下返於臍，實不易索解，而事實上，則余所親歷，確有可信，古人所謂開通三關者即指此。

古人解此震動之理，其說頗多，茲引近理者，要不能繩以嚴格的科學，而

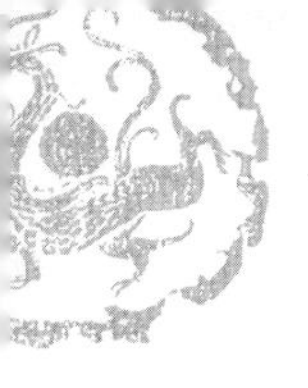

固非無可取者。

其言曰：胎兒在母體中，本不以鼻為呼吸，而其體中潛氣內轉，本循脊骨上升於頂，下降於臍，是名胎息，一自墮地後，此脈即不通，而以鼻為呼吸矣。靜坐之久，能假此動力，仍返胎兒呼吸之路，即回復胎息之始基。

經驗篇

幼年時代

余自幼多病，消瘦骨立，父母慮其不育。年十二，即犯手淫，久之，夢遺、頭暈、腰酸、目眩、耳鳴、夜間盜汗、百病環生。

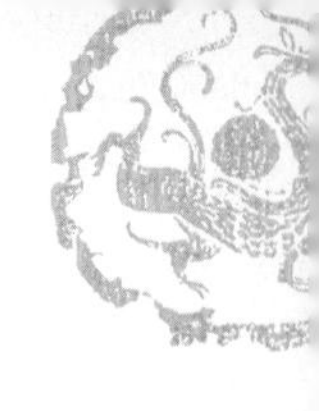

幼時愚昧，初不知致病之由，年十三、四時，略知其故，然不甚明瞭，屢戒屢犯，又不敢以告人，惟日在病中而已。

家居城之西隅，距城東不過二、三里，偶因節日，偕里人遊於城東，中途輒足軟不能行，歸則一夜必盜汗六、七次，幼年之狀況如此。

青年時代

年十五、六後，病益多，加以怔忡、心悸、潮熱往來等病。猶憶十七歲之春，每日午後身熱，至翌晨天明退熱，綿延至十八歲之夏方癒，長日與病為緣，益覺支離，而頗知刻苦讀書。

舊時習慣，讀書恒至更深不寐。久病之軀，以病為常事，以不病為變例，故雖病而讀書自若，於是體乃益弱，病乃益深。

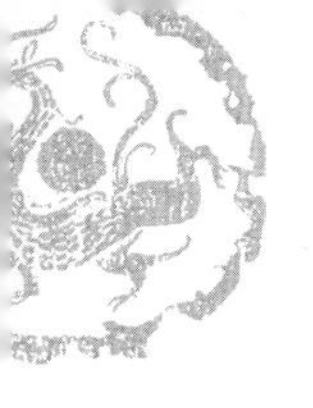

靜坐之發端

當病盛時，亦百般求治療之法，而內地偏僻，只有舊醫，所用者為湯藥，久而無效，亦厭棄之。余雖不以告人，而余父則察知余病源所在，有時示以修養心性諸書，又示以醫方集解中所載道家大小周天之術，乃恍然大悟，稍稍習之，病良已，然無恒心，病作則懼，懼即習，病已則怠，怠則忘之。然自此知保貴身體，不加戕賊。自十九歲後，諸病雖未嘗離身，而較諸幼年時代，反覺康強矣。

靜坐之繼續

年二十二娶妻以後，自以為軀體較健於昔，靜坐之術，即委棄不復為，而

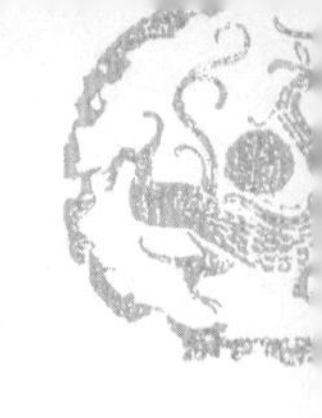

又不知節慾，於是舊時諸疾俱作，加以飲食不節，浸成胃擴張病，食管發炎如熾，益以嘈雜，時時思食，食至口，又厭不欲食。友人多勸余靜養，余猶以為無傷也，遲回不決。

至己亥之春，仲兄岳莊，以患肺疾死。其明年庚子，余亦得咳嗽疾，未幾，即咯血，服舊醫之湯藥，病轉劇，三月不癒，乃大懼，恐蹈亡兄覆轍，於是屏除藥物，隔絕妻孥，別居靜室，謝絕世事，一切不問不聞，而繼續其靜坐之功，時年二十八也。

靜坐之課程

初為靜坐時，自定課程，每晨三、四時即起，在床趺坐一、二時，黎明，下床盥漱畢，納少許食物，即出門，向東，迎日緩緩而行，至城隅空曠處，呼吸清新空氣，七、八時歸家，早膳畢，在室中休息一、二時，隨意觀老莊及佛

氏之書，十時後，復入座。十二時午膳，午後，在室中緩步，三時習七弦琴，以和悅心情，或出門散步，六時復入座，七時晚膳，八時後，復在室中散步，九時復入座，十時後睡，如是日日習之，以為常，不少間斷。

初入手時之困難

當時以急欲癒病之故，行持過猛，每入座，則妄念橫生，欲芟除之，而愈除愈甚，欲調息則呼吸反覺不利，胸部堅實，如有物梗之。然深信此術有益，持以百折不回之志，絕不稍懈，而困憊益甚，幾至中輟。

吾鄉父老中，亦有諳是術者，偶往謁之，自言其故，則曰：「汝誤矣，習此者以自然二字為要訣，行住坐臥，須時時得自然之意。徒恃枯坐，勉強以求進，無益也。」於是大悟，凡入座時，一任自然，或覺不適，則徐起緩步室中，俟身心調和，再入座，如是者將及三閱月，而困難漸去，佳境漸來。

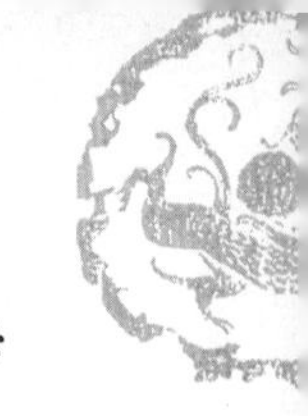

第一次之奇景

自庚子三月初五日，始為靜坐，幾經困難，而按日為之不少懈，厥後漸近自然，精神日健。向之出外散步，未及一、二里，即足軟不能行走，今則一舉足能行十餘里，曾不稍疲。

每入座後，覺臍下丹田，有一股熱力，往來動盪，頗異之，至五月二十九之夕，丹田中突然震動，雖趺坐如常，而身體為之動搖，幾不自持，覺此熱力，衝開尾閭，沿夾脊而上達於頂，大為驚異，如是者六日，震動漸止。屈計自三月初五日至此，僅八十五日耳，是為第一次奇景。

於是每入座，即覺此熱力上達於頂，亦不復震動，而舊時所患怔忡、心悸、腰酸、頭暈、耳鳴、目眩、咯血、咳嗽諸疾，均一朝盡瘳（ㄔㄡ，病好了），惟胃擴張關於實質之病則未癒，而從此亦不加劇。

第二、三次之奇景

庚子一年中，閉戶靜坐，謝絕人事，常抱定三主義：曰禁慾以養精，禁多言以養氣，禁多視以養神，自為日記以課之。自三月至五月，為入手最困難之逆境；五月至六月，始見卻病之效；七月以後，功候純全，每入座，輒能至三時之久，覺身心儼如太虛，一塵不滓，亦不見有我，其愉快如此。

辛丑以後，為生計所迫，不得不出而治事，而靜坐之術，不能如前此之終日程功，則改為每日早晚二次，至今以為常。迨壬寅之三月二十八日，晨起入座，覺丹田熱力復震，一如庚子之五月，惟曩時之熱力，衝擊尾閭，此則衝擊頭頂之後部，即道家所謂玉枕關也，連震三日，後頂骨為之酸痛。

余此時毫不驚異，忽覺頂骨砉然若開，此熱力乃盤旋於頭頂。自是每入座即如是，亦不復震，是為第二次奇景。

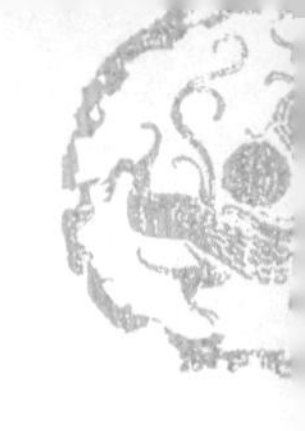

是年十月初五之夕，丹田復震，熱力盤旋頭頂，直自顏面下至胸部，而入臍下，復歸丹田，震動即止，是為第三次奇景。

自是每入座後，此熱力即自後循夾脊而升至頂，由顏面下降而胸而入臍下，循環不已。如偶患感冒，覺身體不適，可以意引此熱力，布濩全身，洋溢四達，雖指尖毛髮，亦能感之，久之發汗，感冒即癒，從此舊疾永不復發。每與友人登山，輒行山路數十里，不稍倦。

最有趣味者，壬寅年在江陰南菁講舍肄業，江陰與武進陸路，距離九十里，暑假時與一友比賽遠足，早晨自江陰起行，午後四時抵武進，步行烈日之中，亦未嘗疲乏也。

二十餘年間之研究

余之研究靜坐術，始於十七歲時，最初亦不之深信，以怵於病而為之。及

檢道家之書，則又滿紙陰陽五行坎離鉛汞之說，千篇一律，頗厭之，故或作或輟，不為意也。

及二十八歲時，以肺疾故，遂定為常課，然余素性，事事喜實踐，亦以為靜坐者，不過節嗇精神，不妄耗費，藉以卻病已耳，古人所謂培養丹田，開通三關之說，亦不之信，及吾身經三次震動，果有其事，乃知世界真理無窮，吾人智力所不能解者正多，古人之言，殆未可全以為妄也。

古人本有內功之說，原為養生妙法，顧其法不傳，秦漢以後，方士創為鉛汞之說，附會陰陽五行，令人眩惑，然如老氏之言守靜，釋氏之言返照，義實相同，惜乎不詳行持方法，遂使世人視此為秘術，智者不屑道，愚者不之知，殊可慨歎。余懷此疑團，欲以至平常之文字，公之於世也久矣。

自癸卯年來海上，至今年四十有二，早晚二次靜坐，未或稍輟，十餘年間，除某歲間患外症或發痔疾外，一年之中，三百六十日不病者，固亦以為常矣。年來頗研究哲學、心理、生理衛生諸書，與吾靜坐術相發明者頗多，乃知

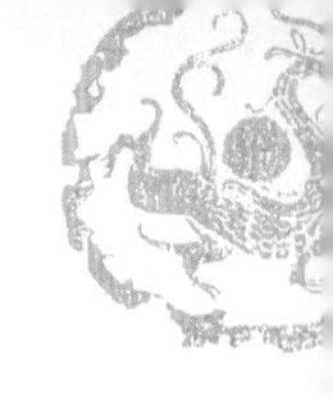

靜坐之術，在以人心之能力，感動形骸，催促血液之循環，使不阻滯，為根本之原理（具詳原理篇），而如余向者所為靜坐課程，每日向東迎日而行，彼時不過深信道書之說，迎受東方生氣吸太陽之精耳，而實與衛生家所云多受日光空氣之理暗合，且日光可滅微菌，於治肺疾最效也，每日出外散步，當時亦不過因靜坐兩腿麻木故耳，而實與衛生家所云多運動亦暗合也，然則靜坐亦何奇秘之有哉。

陳摶隱居華山，寢處百餘日不起，達摩面壁九年，歷史所載，確有其事，而故老中練習是術，高年矍鑠者，亦往往見之，據道家所載，仙家以靜坐入手，脫胎換骨者，亦言之鑿鑿，區區靜坐之術，特不過最初步耳，然余卻病之效，固已如是。

余今日於道家之言，仍未盡信，所信者內功之說耳，所謂余喜實踐，凡未親歷之境，即不欲言所言者皆語語記實也。

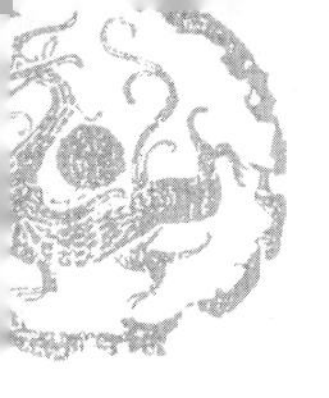

靜坐宜知忘字訣

余初為靜坐時，因求速效，所定課程，過於繁密，特為敘述余之經驗故及之，學者如欲致力，當以方法篇所言早晚二次為宜，不必效余初時之繁密，致反生困難也，至靜坐之宜得自然，最為緊要。

余不憚反覆言之，欲得自然，莫妙於忘字訣；如為求癒病而靜坐，而坐時須忘卻癒病之一念；為增進健康而靜坐，而坐時須忘卻增進健康之一念；心與境忘一切俱空方合。

蓋靜坐之效，乃積漸而致身心之變化，若存癒病及健康之念，則心即不能和平，而效反不可睹。

余之初習時，即坐此病，不可不知也。

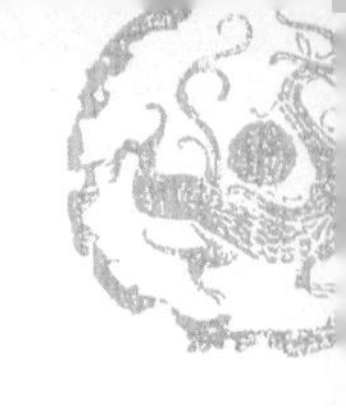

靜坐不可求速效

余習此術以癒病，友人多知之，頗有就而求斯術者，然習而有成，百不獲一，皆誤於求速效。人第見余之獲效，而不審余之獲效者，即在不求速效，持之以恆耳，無他謬巧也。

學者初則甚勇猛，繼以無效而中輟；且有疑余另有秘術不肯示人者，其結果大率如此。不知靜坐者，修養身心之法也。修養身心與食物之營養同，假如以食物能養人，欲求速效，一旦暴食，過飽傷胃，遂屏食物而不御。天下寧有是理，必如旅行長途然，徐徐緩步，終有達到之日也。

震動與成效無關係

靜坐之久，體中有一種震動，前既言之。然此震動之有無與震動之遲速，

各因人體質而不同，或有因體中不震動，視為無成效，遂輟而勿為者，或有見他人之得震動，而已則不得，而為之焦勞者，皆誤也。

蓋人之體質，萬有不齊，靜坐後有數月即得震動者，有數年而得震動者，亦有靜坐數年，身心已得變化之效，而並不震動者，可知震動與成效無關係也。

靜坐與睡眠之關係

衛生家言，恒人睡眠，每日以八小時為適宜；又言夫婦同睡，各呼出體中碳酸，致空氣惡濁，且使無病者沾染有病者之毒菌，最非所宜。

研究靜坐者亦然，每晚九、十時宜入座，十時後即睡，六時後再起坐，而尤以獨宿為最要。

余庚子歲初習時，獨居禁慾者一年，收效最捷，自是迄今十五年，雖未能

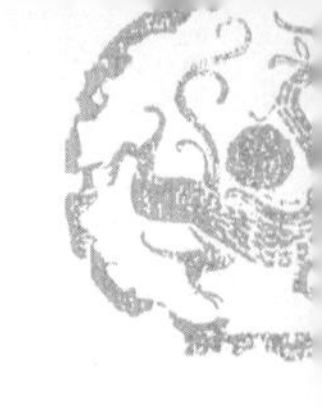

完全禁慾，然恒喜獨宿，則十餘年如一日也。

靜坐與食物之關係

衛生家言，食物宜少，宜有定時，宜細嚼緩咽，皆至言也。我國人素以多食為主義，故古詩有云：努力加餐飯。今人見面，問人之健康與否，輒曰食飯幾碗，意蓋以為多食則精力必充足也，殊不知食物過多，胃不能消化，勢必停滯而生病。

為父母者，恒喜獎勵兒童快食，殊不知快食則不能細嚼，必使胃腸代齒牙之勞，終至胃腸過勞而受病，齒牙以少用而易齲。而食不以時，多食餅餌等雜物，使胃汁時時分泌，均為胃病之源。

余自幼至長，喜多食快食而又不以時，致積久成胃擴張之病。自研究靜坐法後，始漸漸覺悟，及今力戒，每餐所食之物，已較曩者減去三分之二，早晨僅飲牛乳一盂，屏去朝食。

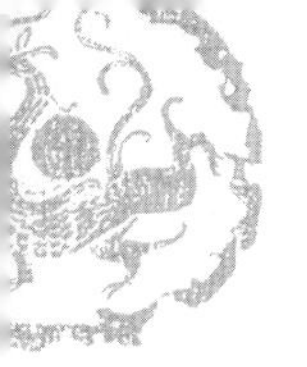

從前多食，而中心時虞饑餓，今則少食，而並不虞饑餓，且精力反優於昔，可知向所謂饑餓，乃胃中習慣充塞食物，為一種反常之感覺，並非真餓，而食物宜少，宜細嚼緩咽，使易於消化，為至當不易之理也。

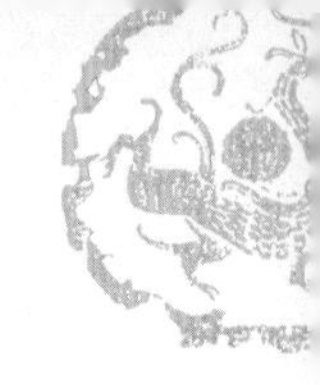

附錄

因是先生傳

先生，不知何許人也，亦不詳其姓氏，好道不主故常，而惟其是之從，故自號曰因是云。性剛直，寡言笑，率性而行，不好隨俗，視富貴得喪漠如也。生平無他嗜好，惟喜山水，以每歲春秋出遊，攜罌裹糧，徜徉山水間，竟日忘歸，登山輒造其巔，日行數十里以為常，將天下名山，必皆有先生之足跡焉。嘗傭書，自食其力，著述頗富，人或以是稱之，先生夷然曰：「古之作者，窮畢生之力，方著一書。今吾十餘年間，而著述之多已如是，是稗販之役也。」

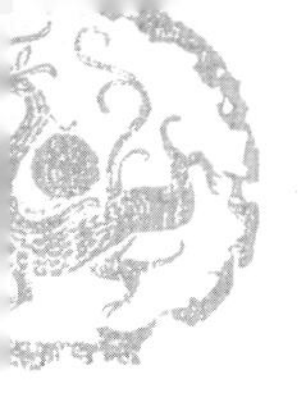

奚作為，恒閉戶靜坐，窺見心性；或鼓琴自娛，第習數引勿求精也。年老厭棄世事，辭家入山，飄然長往，莫知其所終。

贊曰：觀先生之體貌，清癯枯瘠，常若病然，而實不病，其神全者耶，遊戲人間，了無執著；而又勤於修德，篤於自守，不為放誕狂異之為，可謂有道之士矣。

詠懷五首

庚子歲，病瘵幾殆，慨然從事內學，靜中有得，寄懷於言。

宇宙有終極，山川屢改遷。墮落形氣中，忽忽三十年。我身何自始，茫昧誰與宣。我身何自終，杳渺去無邊。亦既有此身，形影聊比肩。外物紛相役，塵俗苦憂煎。飲食禍由起，妻孥愛所牽。嗟彼草與木，歸根棄華鮮。於人稱最靈，獨復不之然。水澄波浪平，雲淨孤月圓。俯仰悟物理，世事須臾捐。仙鄉

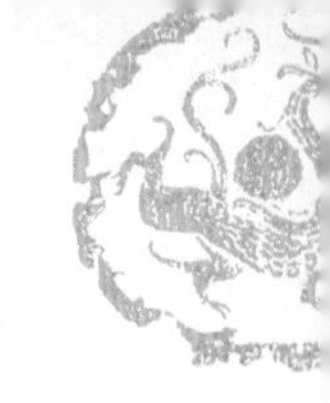

不可必，且以樂吾天。

晨遊城東隅，清景娛人志。疏林吐旭日，田禾有新穗。雞鳴墟落間，犬吠河梁次。鐘聲自南來，度橋尋古時。曉露沾我衣，飄風適然至。時夏方溽暑，茲晨獨殊致。聊與滌炎熱，塵垢非所事。平旦有清明，誰解此中意。

晨遊城西隅，曠然有所思。累累見荒塚，塚上草離離。小橋依斷岸，古井沒殘碑。池魚躍水面，眾鳥鳴高枝。相彼泉下人，悲歡兩不知。吾身何勞勞，瞻顧靡所之。江湖風波惡，世途多險巇。達人貴知命，行樂會及時。相期千載後，寧復不如茲。

秋雁已南飛，寒蛩鳴唧唧。人生感華年，恍如晨霜疾。幸逃斧斤伐，全我散樗質。意遠與世偏，道邇邉敢逸。立身當自慊，守心期勿失。食既奚求飽，

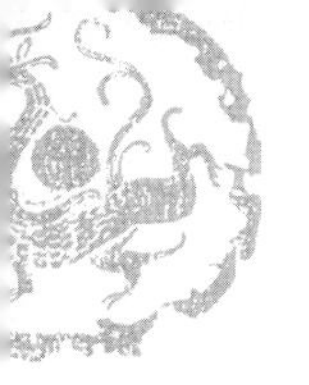

室隘堪容膝。閉戸非著書，靜坐每終日。親朋偶相從，談笑復坦率。興至舉杯酒，時或調琴瑟。風吹籟自鳴，水過竹還密。造物本無心，期人徒銜恤。

青青池中荷，韡韡籬邊菊。泥塗不足滓，嚴霜不能覆。問彼胡為爾，心勁質自樸。舉世皆尚同，吾偏抱茲獨。無道尼山悲，歧路楊朱哭。毀譽紛宇宙，是非蒿凡目。榮固世所欣，辱亦世所惡。真宰處其間，緲焉無盈縮。養此浩然氣，油油以實腹。明離守其陽，夜半天心復。浮白生虛室，吹律暖黍穀。四序雖改移，吾身何涼燠。遙遙古之人，努力念初服。

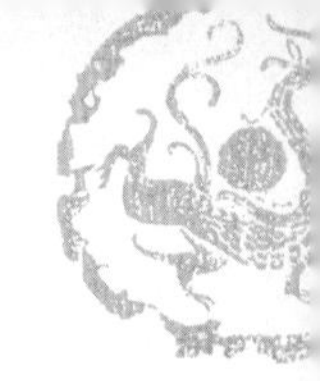

中華民國十三年十月初版（十三年九月二〇）

※（因是子靜坐法一冊）

（每冊定價大洋叁角）

（外埠酌加運費匯費）

編纂者　因是子

發行者　商務印書館

印刷所　上海北河南路北首寶山路　商務印書館

總發行所　上海棋盤街中市　商務印書館

分售處　北京　天津　保定　奉天　吉林　龍江　濟南　太原　開封　鄭州　西安　南京　杭州　蘭谿　安慶　蕪湖　南昌　漢口　長沙　常德　衡州　成都　重慶　瀘縣　福州　廣州　潮州　香港　梧州　雲南　貴陽　張家口　新嘉坡　商務印書分館

因是子靜坐法續篇

梅光羲署簽

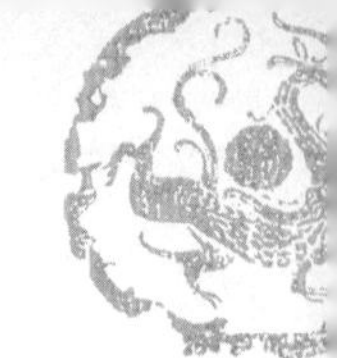

敘例

一、是書雖名《因是子靜坐法續編》，然其內容則與前編截然不同，蓋前編是道家方法，此編是佛家方法也。

二、道家方法，足以卻病延年，不足以超脫生死（雖亦有成道之說，實不過福報較長，未能出生死輪迴），惟佛家方法，下手即以超脫生死為目的，卻病延年，乃其餘事，所以為最尊最勝之法。

三、余在民國三年，著《因是子靜坐法》時，雖喜翻閱釋典，實未得其門，至民國六年，第二次至北京，方專心學佛，拋棄昔年之靜坐法，改習佛家之止觀法，屈計修持不過四、五年，實無心得可以告人，故余之本意，尚不願撰此續編，今之為此，蓋有不得已焉。

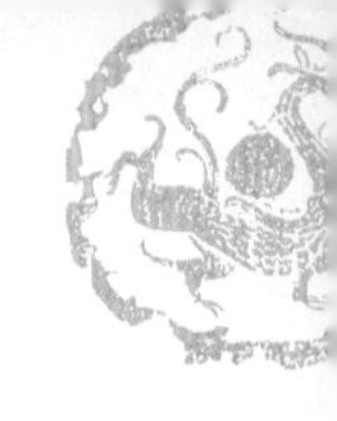

四、余之不得已而著此書，有兩種原因：一者屬於自己方面。蓋前編出版以後，行銷已及數萬冊，學者甚多，投函質疑，絡繹不絕，近如各省，遠及南洋，幾無處無學習之人，苦於不能將余近數年之經歷，一一告之，故不得不借文字以達近年來之思想。二者屬於他人方面。人之見過我書而未見其人者，大率以為必是老道一流人物，聞余學佛，以為必另是一人，如梁漱溟君，著《維識述義》，未審余之前後歷史，於其序言中，遽下判斷曰：「蔣某好談佛法，但我看他的著作，實在是醇乎其醇的外道思想。」並世相識之人，尚隔膜如此，故同志之友人，皆常常督促，以為必須著一續編，以釋外間之疑。梅光羲、徐文霨二君，促之尤力，乃於今夏暑假期內，草成此編。

五、是書依據《小止觀》及《釋禪波羅蜜次第法門》而作，旁及他種經論，附以己意，而用顯淺之文字達之；稍深之方法，亦多不採，務期學者易解易行。若欲求全豹，則原書具在，可以覆按。

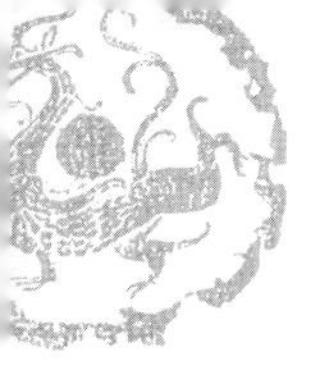

六、物質的科學，可以用客觀證明，至靜坐是精神事業，只有主觀可以自證，若用語文文字，詔告他人，全在十分忠實，不可有絲毫妄語，以惑世亂俗。今之修此道者，往往喜說定中種種神奇境界，學者受其誘惑，貽害匪淺。余則修持三十餘年，所可言者，只是入座後，恒能達一心不亂之境耳，並無神奇可說。或者聞余此言，又以為有所秘密，不知余向來主張一切學術，應公開研究，乃極反對秘密者（至佛教密宗，另是一事，非世俗所謂秘密）。學者應知靜坐絕非以求神奇為事。即果遇神奇，亦宜捨之，不可取著，以墮魔境，況乎未有神奇而侈言神奇以炫人耶。

七、此稿成後，蒙梅光羲、徐文霨二君，多所是正，合誌於此，以謝嘉惠。

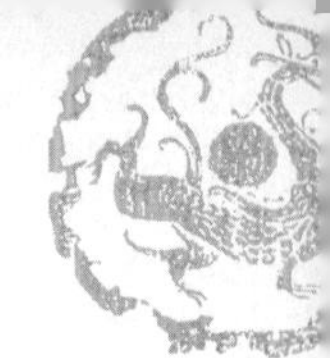

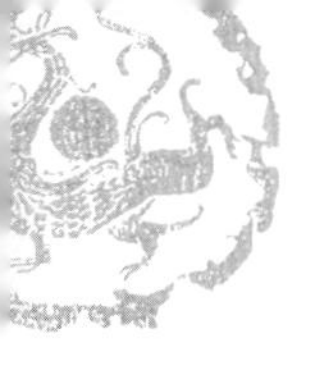

目錄

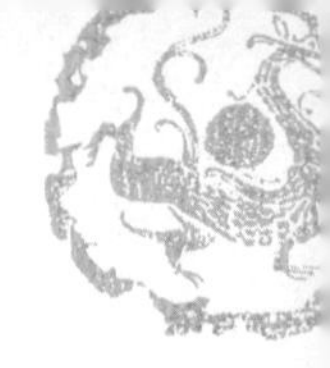

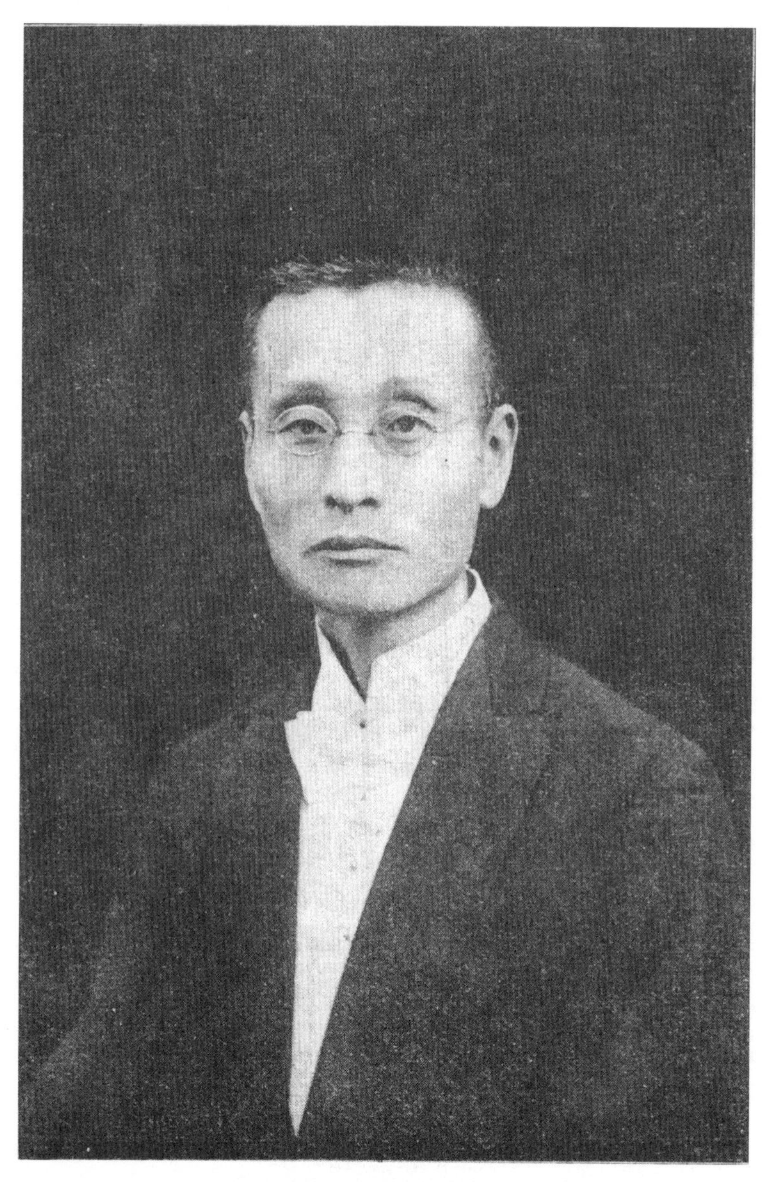

因是子最近攝影

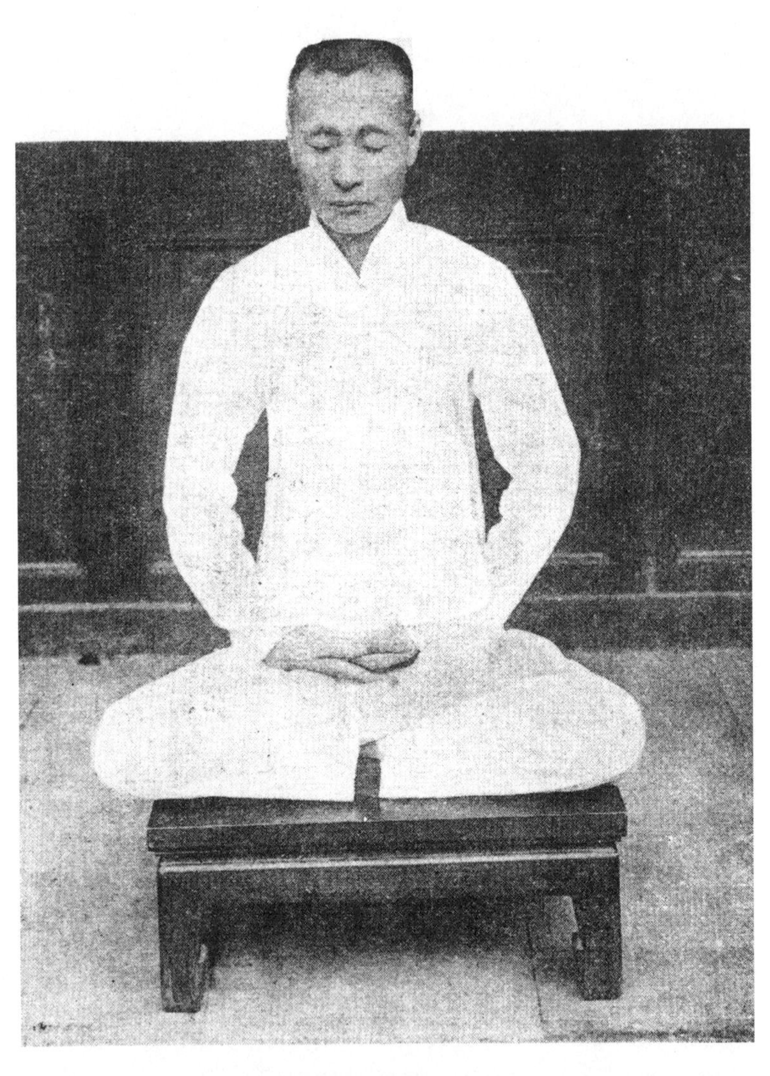

趺坐式（雙盤膝）

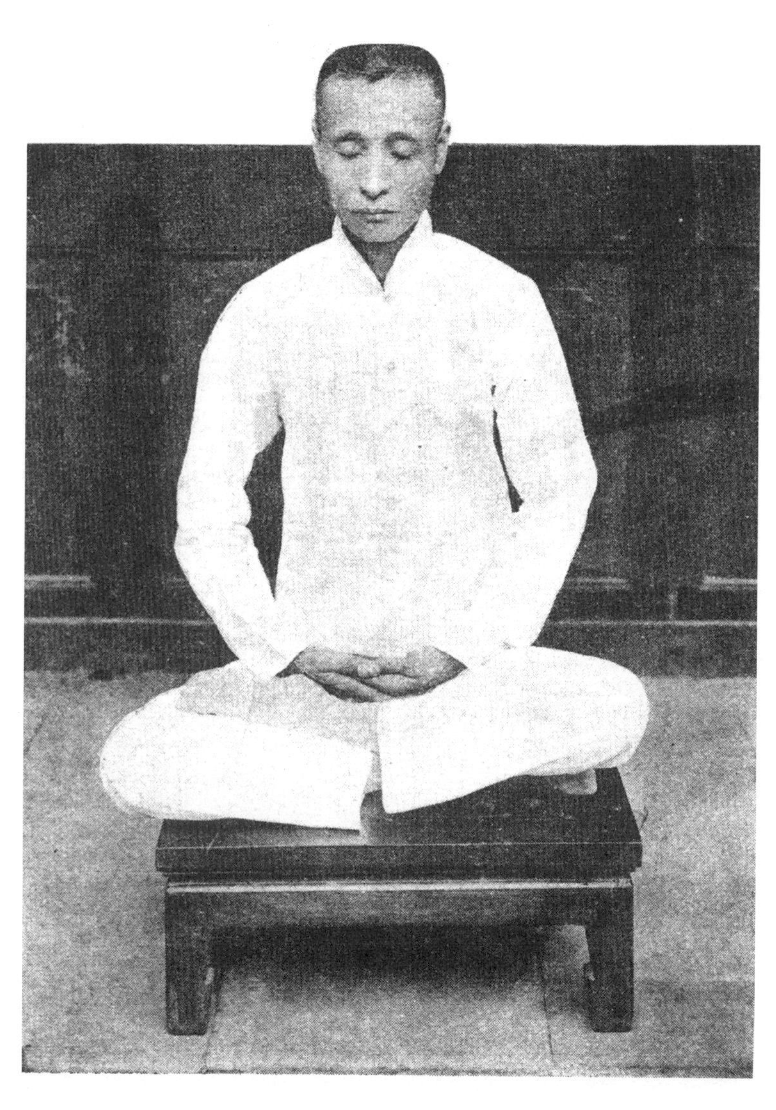

半趺坐式（單盤膝）

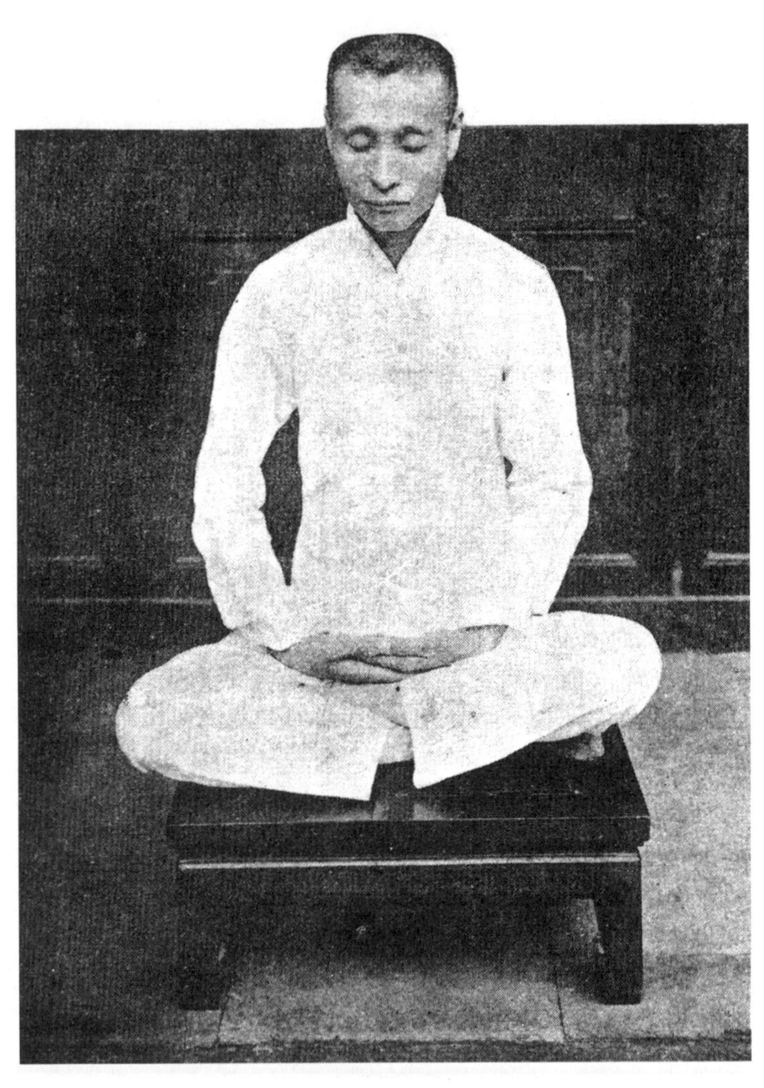

向下盤腿式

因是子靜坐法續篇

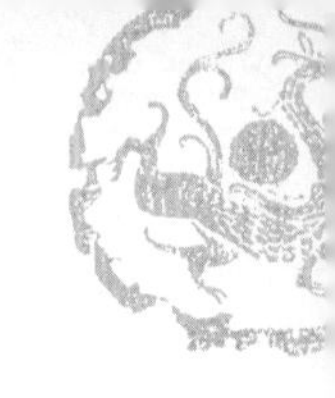

第一章　靜坐前後之調和工夫

第一節　調飲食

既有此身，不可無飲食以滋養之。飲食入胃，經消化後，變為糜粥狀，入於小腸再為乳狀，為血管所吸收，變成血液，滋養全身，故飲食與生命有重大關係。

然食若過多，則胃中不能儘量消化，反須將不消化之物，排泄於體外，是使胃腸加倍工作，結果必氣急身滿，坐不得安。又食若過少，則有營養不足、身體衰弱之慮，亦於靜坐不宜，故飲食務必調勻。

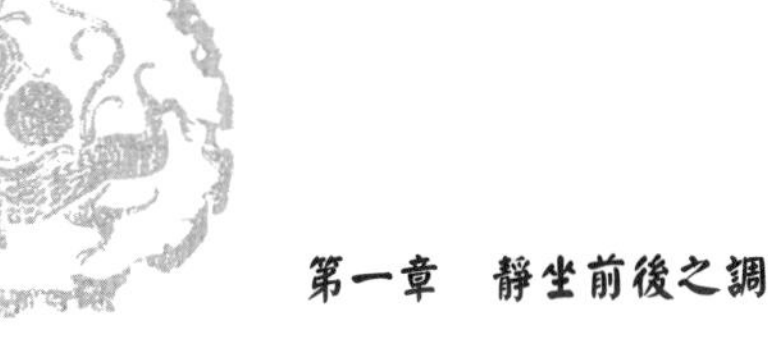

吾人之習慣，大概病在多食，故遇進食後，覺胃中微有飽感，即宜停止。古人云：「食欲常少。」其言實有至理。

又食物不宜濃厚，能素食最佳。又靜坐宜在早晨空腹時，平常亦應於食後二小時，方可入座。

第二節　調睡眠

吾人勞力勞心後，必有休息，以恢復其體力。睡眠是休息之最久長者，常人以睡眠八小時為度，過多則心神昏昧，於靜坐最不宜；若過少，則體力不得恢復，心神虛恍，亦屬不宜。故睡眠亦須有定時，有節制，則神氣清明，可以入道。

若靜坐功候漸深者，則半夜醒後，即可起坐，坐後不再睡，固最妙。若覺未足，再為假寐，亦可。如靜坐功候加深，坐時加久，則睡眠之時，可漸漸減

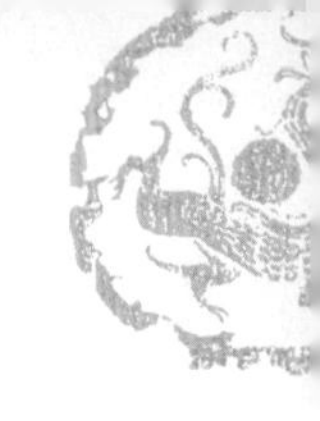

少，故有終年以坐代睡者。

此非可勉強學步，終以調節睡眠，使不過多過少，乃為合理。

第三節　調伏三毒

何謂三毒？貪慾、瞋恚、愚癡是也。此三者，吾人自有生以俱來，一切煩惱，由之而生，故亦稱根本煩惱，為修道之大障礙，故必須調伏之。

一、貪　慾

吾人托父母之欲愛而投胎而成身。投胎成身之後，又復數行淫慾，為未來世投胎成身之因。於是死死生生，相續不已。可見淫慾為生死根本，不斷淫慾，終不能超出生死大海也。

修道之人，欲了脫生死，不可不先斷淫慾，苟不能驟斷，亦須自有節制，漸漸調伏之。縱慾之患，如飛蛾赴火，必至焚身，可不懼哉。

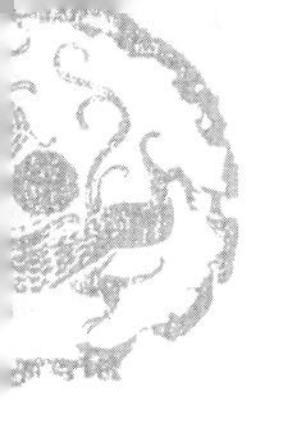

二、瞋　恚

瞋恚由貪慾而起。吾人遇可欲之物，必欲得之，得之則喜，不得則瞋。瞋恚不已，必至鬥爭仇殺。

自古至今，殺戮罪惡，相尋不窮，推其起源，不過一人數人一念之瞋，為之導線。瞋恚之毒，可勝言哉。

三、愚　癡

愚癡亦名無明。一切眾生，皆具清淨真心，此心本如明鏡，具無量功德。自無始以來，為妄想蔽覆，遂生妄執，種種顛倒，故云無明。於是造作罪業，長淪生死，如盲人獨行於黑夜之中，永不見日。愚癡之毒，又為貪與瞋之根本也。

至調伏之法，於下文止觀章對治觀中詳之，今不贅及。

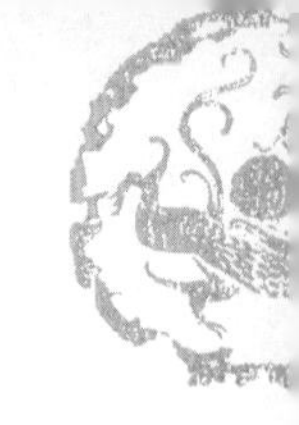

第四節　調　身

何謂調身，即使身體之姿勢，常常調和是也。調身者於坐前、坐時、坐後皆當注意。坐前如平常之行住進止，均宜安詳，不可有粗暴舉動。若舉動偶粗，則氣亦隨之而粗，心意浮動，必難於入靜。故於未坐前，應預先調和之，是為坐前調身之法。

至於坐時，或在床上，或特製坐凳，於此解衣寬帶，從容安坐。

次當安置兩足，若用單盤（亦名半趺），則以左腳小腿屈置右股上，牽之近身，令左腳趾略與右股齊，右腳趾略與左股齊。若用雙盤（亦名全趺），則更宜將右腳小腿引上交加於左股，使兩蹠向上。若年長之人，併單盤亦不能者，則用兩小腿向後交叉於兩股下，亦可。

次安置兩手，以左掌之背，疊於右掌之面，貼近小腹之前，輕放於腿上。

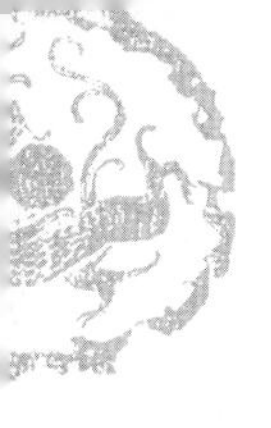

然後向左右搖動其身七、八次，即端正其身，令脊骨勿曲勿挺。

次正頭頸，令鼻與臍，如垂直線相對，不低不昂。

次開口吐腹中穢氣，吐畢，即以舌抵上齶，由口鼻徐徐吸入清潔之氣，如是三次或五次七次，多寡聽各人之便。

次當閉口，唇齒相著，舌抵上齶。

次當輕閉兩眼。正身端坐，儼如磐石，兀然不動，坐久，微覺身體或有偏曲低昂不正者，當隨時矯正之。是為坐時調身之法。

若靜坐畢，應開口吐氣數次，然後微微搖動其身，次動肩胛及頭頸，次徐徐舒放兩手兩足。

次以兩大指背，相合搓熱，摩擦兩目，然後開眼。

次以指背擦鼻，擦兩耳輪，次以兩手掌搓熱，遍摩頭部及腹背手足，使全身皆遍，坐時血脈流通，身必發汗，等汗稍斂，方可隨意動作。是為坐後調身之法。

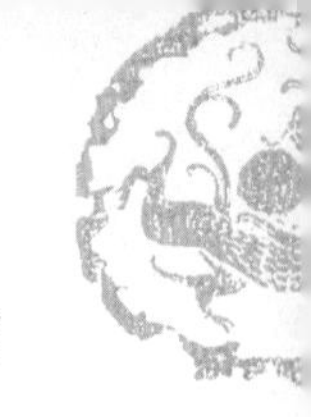

第五節 調息

鼻中之氣，一呼一吸，名之為息。靜坐入手最重要之功夫，即在調息。昔人謂有四相：一風相，二喘相，三氣相，四息相。

鼻中之氣出入時，覺有聲音者，名為風相。出入雖能無聲，而急促不通利者，名為喘相。出入雖能無聲，亦能不急促，而不能靜細者，名為氣相。平常之人，鮮有不犯此三者，此則息之不調和也。若既能無聲，亦不急促，亦不粗浮，雖極靜之時，自己不覺鼻息之出入者，名為息相，此則息之調和者也。故於平常時，亦應知注意，是為坐前調息之法。

若入座之時，覺有不調之三相，即心不能安定。宜善調之，務令鼻息出入，極緩極微，長短均勻。亦可用數息法，數時或數出息，或數入息，從第一息數至第十畢，再從第一息數起，若未數至十，因心想他事，至於中斷，即再

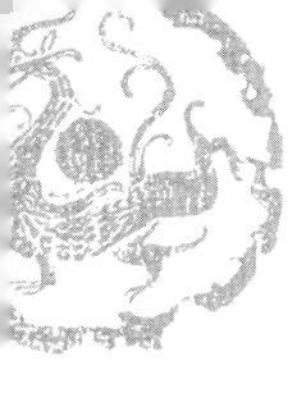

從第一息數起。如此循環，久之純熟，自然能令息調和。是為坐時調息之法。

因調息之故，血脈流通，周身溫熱，故於坐畢，宜開口吐氣，必待體中溫熱低減，恢復平常原狀後，方可隨意動作。是為坐後調息之法。

第六節　調　心

吾人自有生以來，即係妄心用事，所謂意馬心猿，極不易調。靜坐之究竟功夫，即在妄心之能調伏與否耳。人之動作，不外行、住、坐、臥，所謂四威儀也。

未入座時，除臥以外，即是行與住二威儀，當於此二者常常加功，一言一動，總須檢束吾心，勿令散想，久久自易調伏，是為坐前調心之法。

至於坐時，每有二種景象：一者心中散亂，支持不定；二者心中昏沉，易致瞌睡。大凡初坐時，每患散亂，坐稍久妄念較少時即患昏沉，此用功人之通

病也。治散亂之病，當將一切放下，視我身亦如外物，擱在一邊，不去管他，專心一念，存想臍間，自能徐徐安定。治昏沉之病，可注意鼻端，令心向上，使精神振作。

大概晚間靜坐，因晝間勞倦，易致昏沉。早晨靜坐則可免此患。又用前之數息方法，從一至十，務使不亂，久久習熟，心息相依，則散亂、昏沉二病皆免。是為坐時調心之法。

靜坐將畢，亦當隨時調伏妄心，不可聽其胡思亂想。若不坐時，亦能如坐時之心志靜定，則成功不遠矣。是為坐後調心之法。

以上調身、調息、調心三法，實際係同時並用，不過為文字上記述便利起見，分作三節，讀者宜善體之。

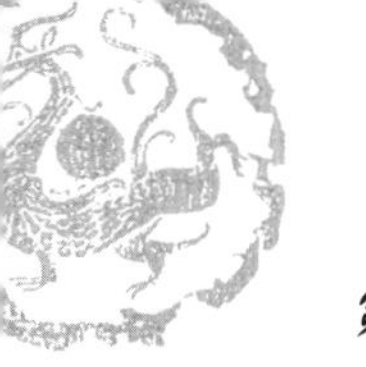

第二章　正修止觀工夫

第一節　修　止

止者，入座時止息妄念也。修止之法有三。

一、繫緣止

繫者，心有所繫也。心中起念時，必有所依附之事物，謂之緣。吾人心之所緣，忽甲、忽乙、忽丙、忽丁剎那不停，謂之攀緣。今則繫此心念於一處，令不散亂，譬如以鎖繫猿猴，故名繫緣止。至其方法，則有五種：

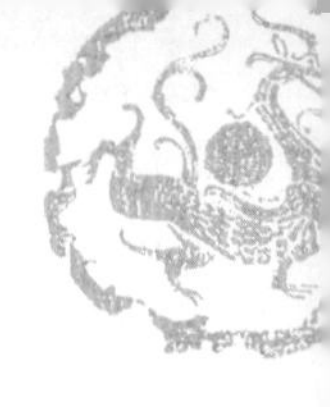

（甲）繫心頂上

言坐時專注其心念於頭頂也。此可治昏沉之病。然行之若久，則有頭暈之患，只可於昏沉時，偶一用之。

（乙）繫心髮際

髮黑肉白，於此交際之處，專注其心，心易停住。然久則眼好上視，或眩暈而見黃赤等顏色，亦不宜恒用。

（丙）繫心鼻端

此法可覺悟出息入息，來無所從，去無所之，刻刻不停，了無常相。吾人生命之表現，即此呼吸出入之息，既知息無常，可了知生命亦無常。然此法亦不宜恒用，有使血液上行之患。

（丁）繫心臍下

此法較為穩妥，故自來多用之。今試一言其理，蓋吾人心念，專注於身之何處，血液亦隨之而集注於此，此生理上之定則也。繫心於頂及髮際鼻端，有

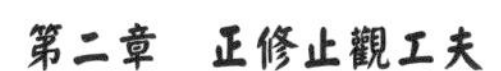

頭暈及見黃赤顏色血逆之病者，即頭部充血所致。可見血液應使下降，方無患害。此繫心臍間，所以為較妥之法，且能治各種疾病，亦不外此理。

（戊）繫心於地

此法將心念專注於座下之地，不但使氣血隨心下降，且能使吾之心念，超出於軀殼之外，亦頗適宜。然初學之人，毫無依傍，不能安心，故禪家亦不恒用。

二、制心止

制心者，隨其心念起處，制之使不流動也。習繫緣止後，稍稍純熟，即當修制心止，是由粗入細之法。蓋所謂心者，若細言之，則有心王、心所種種之名詞。然若就現在專談用功之便利而簡單言之，即將心字看做胡思亂想之心亦可也。

今所言制心止者，制之之法，即是隨吾人心念起處，斷其攀緣以制止之。

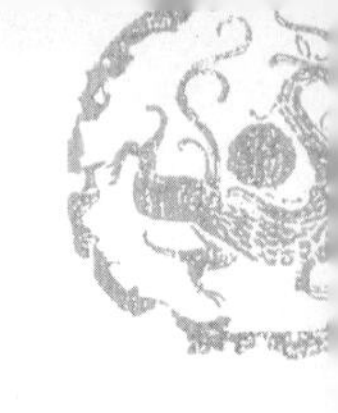

心若能靜，則不須制，是即修制心止，然有意制心，心既是一個妄念，制又是一個妄念，以妄制妄，其妄益增。譬如家有盜賊進門，主人起而與之抵抗，未必能勝，反或被害。倘端坐室中，目注盜賊，毫不為動，則盜賊莫測所以，勢必逡巡退出。

故余常用一種簡便方法，於入座時，先將身心一切放下，然後迴光返照，於前念已滅後念未起之間，看清念頭所起之處，一直照下，不令自甲緣乙，於是此妄念自然銷落，而達於無念之境。念頭再起，即再用此法。余久習之，極有效驗，此猶目注盜賊，令其逡巡自退也。

三、體真止

此法更較制心止為細，前二法為修止之方便，此法乃真正之修止。又制心止可破繫緣止，體真止可破制心止，是由淺入深，由粗入細之工夫。體是體會，真是真實，細細體會心中所念一切事事物物，皆是虛妄，了無實在，則心

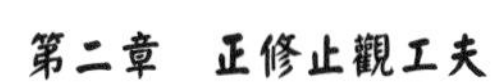

不取。若心不取，則無依無著，妄想顛倒，無須有意制之，自然止息，是名體真止。

至於修體真止之法，當於坐時，先反觀余身，自幼而壯而老而死，刻刻變遷，剎那剎那，不得停住。倘吾身有一毫實在者，當有停住，今實無法可使之住，可知吾身全是因緣假合假散。又返觀余心，念念遷流，過去之念已謝，現在之念不停，未來之念未至，究竟可執著那一念為我之心耶。如是於過去現在未來三際，周遍求之，了不可得。即不可得，則無復有心，無心則無生，又何有滅。

吾人自覺有妄心生滅者，皆是虛妄顛倒，有此迷惑。久久純熟，其心得住，自然能止，止無所止，方為體真止也。

此所言者，乃專言用功之方法耳。若據實而論，則吾人此身，乃是煩惱業識為因，父母為緣，因緣湊合而成者也。又唯心之外，別無境界。所謂一切唯心是也。

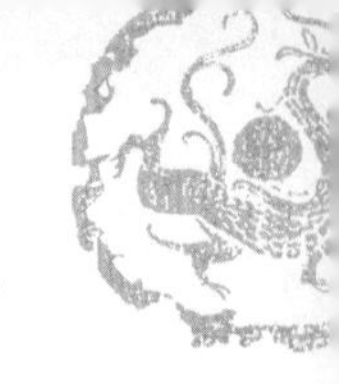

第二節 修觀

觀是觀察，內而身心，外而山河大地，皆當一一觀察之。而以迴光返照，為修持之主旨。今因對治三毒，為說三種觀法。對治者，吾人應自己覺察貪瞋癡三毒，何者偏多，即對此病而修觀法以治之也。

一、淫慾多者應修不淨觀

試思吾身受胎，無非父母精血污穢不淨之物，和合而成。胎之地位，在母腹腸臟糞穢之處，出胎以後，得此不淨之身，從頭至足，自外至內，不淨之物，充滿其中，外則兩眼、兩耳、兩鼻孔及口、大小便，共計九竅，無時不流臭液，遍身毛孔，發散汗垢。內察臟腑，膿血尿屎，種種不淨，及其死也，不久腐爛，奇臭難聞。

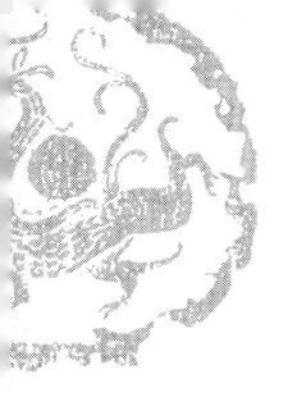

如是男觀女身，如一革囊，外形雖美，內實滿貯糞臭。女觀男身，亦應如是。久久觀察，淫淫自滅，是為對治淫慾修不淨觀。

二、瞋恚多者應修慈悲觀

當念我與眾生，本皆平等，有何彼此分別。慈者，推己及人，與以快樂也。若我身心，願得種種快樂，如寒時得衣，饑時得食，勞倦時得休息之類。應發慈心，推廣此等快樂，及於我之親愛。修習既久，應推及疏遠之人，更進而推及向所怨憎之人。怨親平等，了無分別，方謂大慈。

悲者悲憫眾生種種苦惱，我為拔除之也，亦對親疏怨憎，了無分別，方謂大悲。如此常常觀察，瞋恚之病，自然消除。是為對治瞋恚修慈悲觀。

三、愚癡者應修因緣觀

愚癡即是無明。三毒之中，最難破除，故亦得謂前二法為修觀之方便，此

法是真正之修觀。世間一切事事物物，皆從內因外緣而生。如種子為因，水土時節為緣，因緣湊合，種能生芽，從芽生葉，從吐生節，從節生莖，從莖生華，從華生實。無種子，即不能生芽以至生實。無水土、種子，亦不能生芽生實。時節未到，種子亦不能生芽以至生實。

然種子決不念我能生芽，芽亦不念我從種子生，水土亦不言我能令種子生芽以至生實，時節亦不言我能令種子生芽以至生實。

可見凡物之生，了無自性。若有自性，即應永久常住，不應因緣湊合而生，因緣分散而死。我身亦然，前生之業為因，父母為緣，因緣湊合即生，因緣分散即死，死死生生，生生死死，剎那剎那，不得稍住。如是常常觀察，自能豁破愚癡，發生智慧。是為對治愚癡修因緣觀。

以上止觀二法，在文字上記述之便利，自不得一一羅列。至於實際修持，則愈簡單愈妙。宜就各人性之所近，擇一法修之，或多取幾法試之。察其何法與我相宜，則抱定一法，恒久行之，不必改變。此應注意者也。

第三節　止觀雙修

前文所述止觀方法，雖似有區別，然不過修持時，一心之運用方向，或偏於止，或偏於觀耳。實則念念歸一為止，了了分明為觀，止時決不能離觀，觀是決不能離止。止若無觀，心必昏沉；觀若無止，心必散亂。故必二者雙修，方得有效。今略舉如下。

一、對治浮沉之心，雙修止觀

靜坐時，若心浮動，輕躁不安，應修止以止之。若心昏暗，時欲沉睡，應修觀以照之。觀照以後，心尚不覺清明，又應用止止之。總之當隨各人所宜，以期適用。

若用止時，自覺身心安靜，可知宜於用止，即用止以安心。若於觀中，自

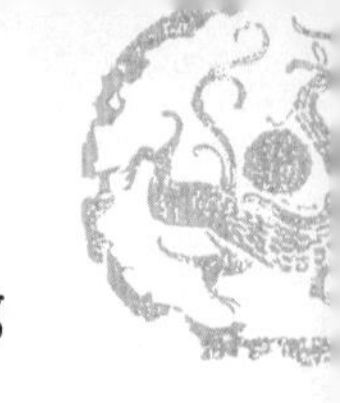

覺心神明淨，可知宜於用觀，即用觀以安心。

二、對治定中細心，雙修止觀

止觀法門，習之既久，粗亂之心漸息，即得入定，定中心細，自覺此身，如同太虛，十分快樂。若不知此快樂本來虛妄，而生貪著，執為實有，則必發生障礙，不得解脫。若知是虛妄不實，不貪不執，是為修止。

雖修止後，猶有一毫執著之念，應當觀此定中細心，與粗亂之妄心，不過有粗細之別，畢竟同是虛妄不實。一經照了，即不執著定見。不執定見，則功候純熟，自得解脫，是名修觀。

三、均齊定慧，雙修止觀

修止功久，妄念銷落，能得禪定。修觀功久，豁然開悟，能生真慧。定多慧少，則為癡定，爾時應當修觀照了，使心境了了明明。

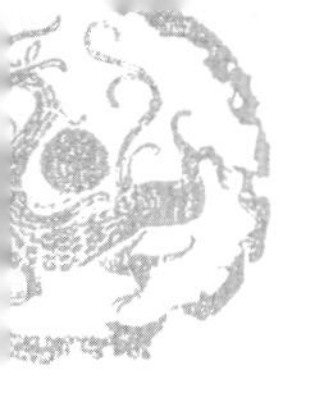

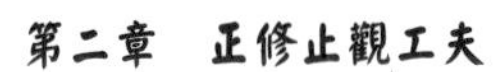

慧多定少，則發狂慧，心即動散，如風中之燈，照物不能明瞭。爾時應復修止，則得定心，如密室中之燈，照物歷歷分明。是謂止觀雙修，定慧均等。

第四節　隨時對境修止觀

自第二章第一節至第三節，所述止觀方法，皆於靜坐中修之。密室端坐，固為入道之要。然此身決不能無俗事牽累，若於靜坐之外，不復修持，則功夫間斷，非所宜也。故必於一切時，一切境，常常修之，方可。

何謂一切時，曰行時、曰住時、曰坐時、曰臥時、曰做事時、曰言語時。

云何行時修止觀。吾人於行時，應作是念，我今為何事欲行？若為煩惱及不善事，無益事，即不應行。若為善事，有益事，即應行。若於行時，了知因有行故，則有一切煩惱善惡等業，了知行心，及行中所現動作，皆是虛妄不實，毫不可得，則妄念自息。是名行中修止。

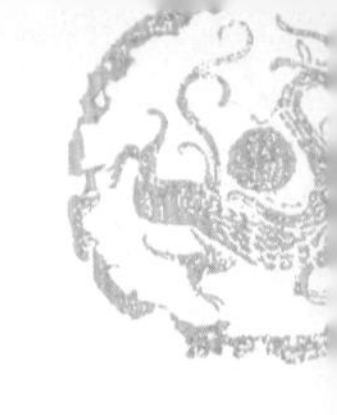

又應作是念，由先起心以動其身，見於行為，因有此行，則有一切煩惱善惡等業，即當反觀行心，念念遷流，了無實在，可知行者及行中所現動作，畢竟空寂。是名行中修觀。

云何住時修止觀。吾人於住時，應作是念，我今為何事欲住？若為煩惱及不善事、無益事，即不應住。若為善事、有益事，即應住。若於住時，了知因有住故，則有一切煩惱善惡等業，了知住心及住中所現狀態，皆是虛妄不實，毫不可得，則妄念自息。是名住中修止。

又應作是念，由先起心以駐其身，見其住立，因有此住，則有一切煩惱善惡等業，即當反觀其心，念念遷流，了無實在，可知住者及住中所現狀態，畢竟空寂。是名住中修觀。

云何坐時修止觀。此坐非指靜坐，乃指尋常散坐而言。吾人於坐時，應作是念，我今為何事欲坐？若為煩惱及不善事、無益事，即不應坐。若為善事、有益事，即應坐。若於坐時，了知因有坐故，則有一切煩惱善惡等業，了知坐

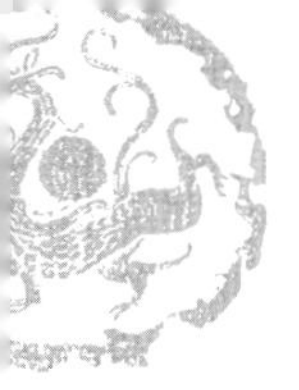

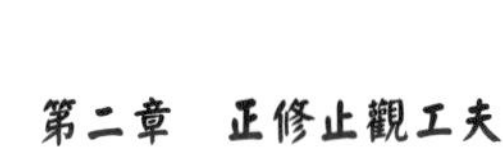

心及坐中所現狀態，皆是虛妄不實，毫不可得，則妄念自息。是名坐中修止。

又應作是念，由先起心以安其身，見此坐相，因有此坐，則有一切煩惱善惡等業。即當反觀坐心，念念遷流，了無實在，可知坐者及坐中所現狀態，畢竟空寂。是名坐中修觀。

云何臥時修止觀。吾人於臥時，應作是念，我今為何等事欲臥？若為不善放逸等事，即不應臥。若為調和身心，即應臥。若於臥時，了知因有臥故，則有一切煩惱善惡等幻夢，皆是虛妄不實，毫不可得，則妄念自然不起。是名臥中修止。

又應作是念，由於勞乏，即便昏暗，見此臥相，因有一切煩惱善惡等業，即當反觀臥心，念念遷流，了無實在，可知臥者及臥中所現情狀，畢竟空寂。是名臥中修觀。

云何做事時修止觀。吾人於做事時，應作是念，我今為何等事欲如此做？若為不善事、無益事，即不應做。若為善事、有益事，即應做。若於做時，了

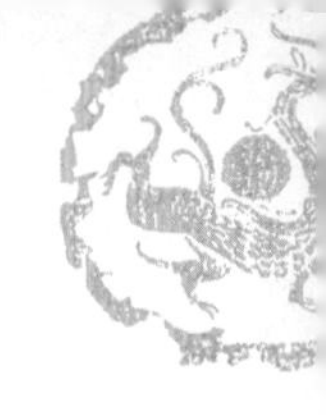

知因有做故，則有一切善惡等業，皆是虛妄不實，毫不可得，則妄念不起。是名做中修止。又應作是念，由先起心，運其身手，方見造作，因此有一切善惡等業，即當反觀做心，念念遷流，了無實在，可知做者及做中所經情景，畢竟空寂。是名做中修觀。

云何言語時修止觀。吾人於言語時，應作是念，我今為何事欲語？若為煩惱及不善事、無益事，即不應語。若為善事、有益事，即應語。若於語時，了知因此語故，則有一切煩惱善惡等業，皆是虛妄不實，毫不可得，則妄念自息。是名言語中修止。

又應作是念，由心鼓動氣息，衝於咽喉唇舌齒顎，故出音聲語言，因此有一切煩惱善惡等業，即當反觀語心，念念遷流，了無實在，可知語者及語中所有音響，畢竟空寂。是名語中修觀。

何謂一切境，即六根所對之六塵境，眼對色、耳對聲、鼻對香、舌對味、身對觸、意對法也。

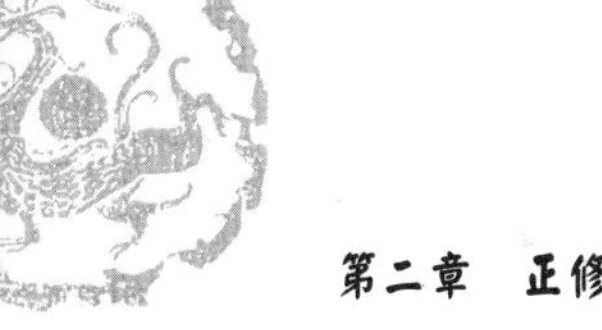

云何於眼對色時修止觀。凡眼所見一切有形之物皆為色，不僅指男女之色而言。吾人見色之時，當知如水中月，無有定質。若見好色，不起貪愛；若見惡色，不起瞋惱；若見不好不惡之色，不起分別想，是名修止。又應作是念，今所見色，不過內而眼根，外而色塵，因緣湊合，生出眼識，同時即生意識，強為分別種種之色，因此而有一切煩惱善惡等業。即當反觀緣色之心，念念遷流，了無實在，可知見者及所見之色，畢竟空寂。是名修觀。

云何於耳對聲時修止觀。吾人聞聲之時，當知悉屬空響，倏爾即逝。若聞好聲，不起愛心；若聞惡聲，不起瞋心；若聞不好不惡之聲，不起分別想，是名修止。又應作是念，今所聞聲，不過內而耳根，外而聲塵，因緣湊合，生出耳識，同時即生意識，強為分別種種之聲，因此而有一切煩惱善惡等業。即當反觀緣聲之心，念念遷流，了無實在，可知聞者及所聞之聲，畢竟空寂。是名修觀。

云何於鼻對香時修止觀。吾人齅香之時，當知如空中氣，倏爾不留。若齅

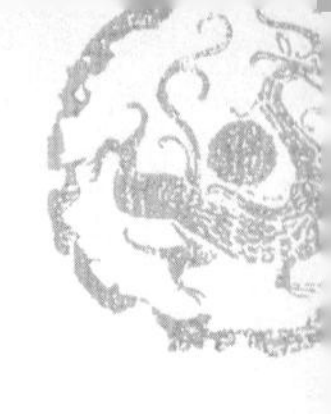

好香，不起愛心；若鼻惡香，不起瞋心；若鼻不好不惡之香，不起分別想。是名修止。又應作是念，今所鼻香，不過內而鼻根，外而香塵，因緣湊合，生出鼻識，同時即生意識，強為分別種種之香，因此而有一切煩惱善惡等業，即當反觀緣香之心，念念遷流，了無實在，可知鼻者及所鼻之香，畢竟空寂。是名修觀。

云何於舌對味時修止觀。吾人於嘗味之時，當知是虛妄感覺，倏爾即滅。若得美味，不起貪心；若得惡味，不起瞋心；若得不美不惡之味，不起分別想。是名修止。又應作是念，今所嘗味，不過內而舌根，外而味塵，因緣湊合，生出舌識，同時即生意識，強為分別種種之味，因此而有一切煩惱善惡等業，即當反觀緣味之心，念念遷流，了無實在，可知嘗者及所嘗之味，畢竟空寂。是名修觀。

云何於身對觸是修止觀。吾人於受觸之時，當知幻妄接觸，倏爾即無，若受樂觸，不起貪著；若受苦觸，不起瞋惱；若受不樂不苦之觸，不起分別想。

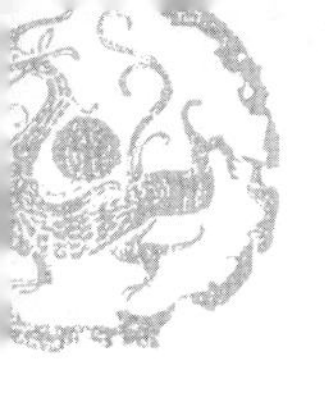

是名修止。又應作是念，輕重、冷暖、澀滑、硬軟等，謂之觸，頭、胴、四肢謂之身，觸是虛假，身亦不實，因緣湊合，乃生身識，同時即生意識，強為分別種種之觸，因此而有一切煩惱善惡等業，即當反觀緣觸之心，念念遷流，了無實在，可知受觸者及所受之觸，畢竟空寂。是名修觀。

意對法時修止觀，與前文靜坐中所述方法相同，茲不復贅。

第五節　念佛止觀

若多障之人，學習止觀，心境暗劣，但憑自力不能成就者，當知有最勝最妙之法門，即專心一志，念「南無阿彌陀佛」六字名號，發願往生西方極樂世界是也。若修持不怠，則臨命終時，心見彼佛前來接引，決定得生。此法是依仗佛力，極易下手，惟在信之篤、願之切、行之力，所謂信願行三者，不可缺一也。

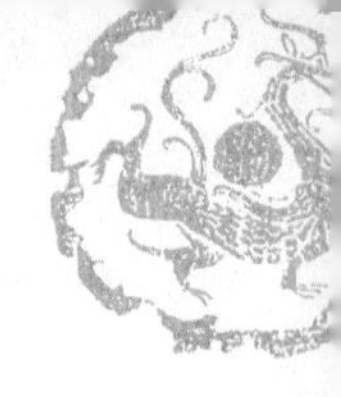
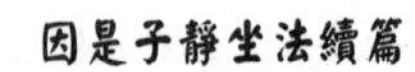

問：念佛與止觀何關？

答：各種修持法門，無非為對治妄念而設。吾人之妄念，剎那剎那，自甲至乙、至丁、至丙等等攀緣不已。念佛則可使此粗亂妄念，專攀緣在此「南無阿彌陀佛」六字名號之上，收束無數之妄念，歸於一念，念之精熟，妄念自能脫落。是即修止。又念佛時，可心想阿彌陀佛，現在我前，無量光明，無量莊嚴。應知眾生之所以不得見佛者，蓋由無明遮蔽故也。今若能專心念佛，久久觀想，則我與佛，互相為緣。現在當來必得見佛。此即修觀也。

此法修持最易，無論何時何地，均可行之。又一字不識之愚人，讀書萬卷之智者，若行此法，其成功相等。惟吾人為習見所囿，最難生信，故以信為最要。往往有才智之人，信心不及愚人之堅，一則無成，一則有成者。故佛門中惟在能深信力行，世間聰明才智，至此幾無所用之也。欲知其詳，應讀淨土諸經論，《無量壽經》、《觀無量壽經》、《阿彌陀經》、《往生論》，乃淨土宗之要典也。

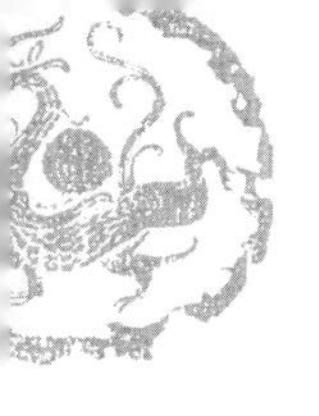

第三章　善根發現

第一節　息道善根發現

吾人若依前法，善修止觀，於靜坐中，身心調和，妄念止息，自覺身心漸漸入定，湛然空寂，於此定中，忽然不見我身我心。如是經歷一次數次，乃至經句經月經年，將息得所，定心不退。

即於定中，忽覺身心運動，有動癢、冷暖、輕重、澀滑等八種感觸，次第而起，此時身心安定，虛微快樂，不可為喻。又或在定中，忽覺鼻息出入長短，遍身毛孔，悉皆虛疏，心地開明，能見身內各物，猶如開倉窺見穀米麻

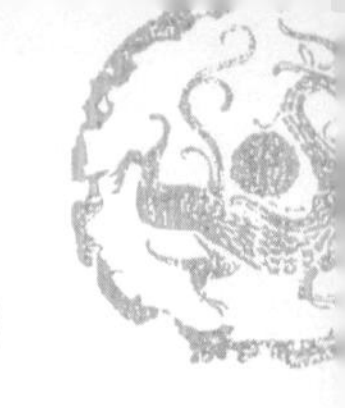

豆，心大驚異，寂靜安快。是為息道善根發現之相。

第二節　不淨觀善根發現

若於定中，忽見男女死屍，膨脹爛壞，膿血流出。又或見身內不淨，污穢狼藉，自身白骨，從頭至足，節節相拄。其心驚悟，自傷往昔昏迷，厭離貪慾，定心安穩。又或於定中，見自身他身，以及飛禽、走獸、衣服、飲食、山林樹木、國土世界悉皆不淨。

此觀發時，能破一切貪著之心。是為不淨觀善根發現之相。

第三節　慈悲觀善根發現

若於定中，忽發慈悲，念及眾生，內心愉悅，不可言喻。或覺我所親愛之

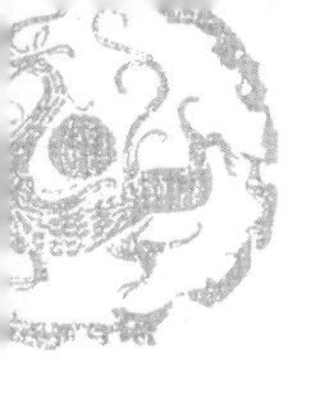

人，皆得安樂；對於疏遠之人，以及怨憎之人，推至世界一切萬物，亦復如是。從定起後，心中常保持一種和樂之象，隨所見人，顏色柔和。

是為慈悲觀善根發現之相。

第四節　因緣觀善根發現

若於定中，忽然生覺悟之心，推尋過去、現在、未來三世，初不見我與人之分別。

又覺此心一念起時，亦必仗因托緣，了無確實之自性。

即能破除執著之邪見，與正定相應。

智慧開發，猶如湧泉，身口清淨，得未曾有。

是為因緣觀善根發現之相。

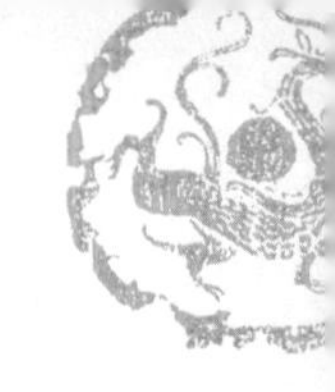

第五節　念佛善根發現

若於定中，身心空寂，忽然憶念諸佛，功德巍巍，不可思議，其身有無量光明，其心有無邊智慧，神通變化，無礙說法，普度一切眾生。作是念時，即生十分敬愛，身心快樂，清淨安穩。或於定中，見佛身相，或聞佛說法，如是等妙善境界，種種不一。是為念佛善根發相。

以上五種善根發現，各隨其所修止觀，發現一種或數種，並非同時俱發。又切不可有意求之，若有意尋求，非徒無益，且恐著魔。

又於善根發現時，須知本性空寂，不可執著，以為實有。惟宜仍用止觀方法，加功進修，令之增長可已。

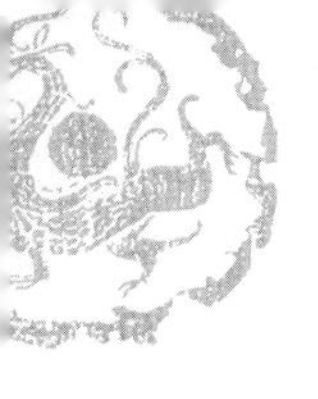

第四章　覺知魔事

學靜坐之人，若心地不清淨，往往發生魔事，須知魔事實由心生，一心不亂，即魔不能擾。魔事甚多，今略舉大概，使學者得以覺知，不致惑亂耳。

一可怖魔事，如現惡神猛獸之形，令人恐懼，不得安定。二可愛魔事，如現美麗男女之形，令人貪著，頓失定心。三平常魔事，則現不惡不美等平常境界，亦足以動亂人心，令失禪定。

吾人於靜坐之中，既覺知有魔，即當設法卻之，仍不外止觀二法。凡見魔境，當知悉是虛妄，不憂不懼，不取不著，惟安住正念，絲毫不動，魔境即滅，是修止卻魔法。

若修止卻魔而魔仍不去，即當反觀吾心，亦是念念虛妄，了無處所，既無

能見之心，安有所見之魔，如是觀察，自當消滅。

若修止修觀，而魔終遲遲不去，更有最便之法，即默誦佛號，提起正念，邪不勝正，自然謝滅矣。又須切記魔境不滅時，不必生憂，魔境滅時，亦勿生喜，心不為動，決無害也。

於此更有一言須告讀者，即余自十七歲，始學靜坐，至今已三十餘年，其間未嘗一遇魔事。

從余學靜坐者則間有之。有某君者，習之數年，頗有成效，忽一夕，於靜中突見許多裸體女子，圍而鼓噪之，某君大驚，急攝其心，不為所動而魔不退，乃大駭異。

遑急之間，默誦南無阿彌陀佛，魔境遂立時消滅。某君尚未篤信佛教，臨時應用，已有大效，故知此為卻魔之妙法也。

第五章　治　病

止觀方法，以超脫生死為最後目的，其功用原不在治病，治病，乃其餘事也。吾人安心修持，病患自然減少，然或因身體本有舊病，偶然重發，或因不能善調身心息三者，致生病患，皆是恒有之事。故宜了知治病方法，方法不出二種。

一、察知病源

凡病自肢體發者為外病，自臟腑發者為內病，然無論外病內病，皆由血脈不調而起。治病之法，首在使血脈調和。

又吾人之心力，影響於身體極大，故病患雖現於身體，實際皆由心生。故

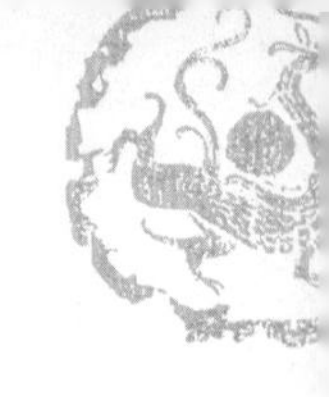

察知病源所在，仍從內心治之，其收效乃較藥石為靈。又病之發生，必有潛伏期，常人當自覺有病時，其病之潛伏於體內者，為時已久，苦於不能覺察耳。若能治心者，則察知病源，必較常人為早，故可治病於未發之時。

二、對治疾病

靜坐中內心治病法，亦有多種，然仍不出止觀二者。先言用止治病法。其最普通者，即將心意凝集於臍下小腹，止心於此，牢守勿失，經時既久，百病可治。其理即是心意凝集於此處，血液即隨之凝集於此處，凝集之力愈充，則運行之力亦強；運行力強，血液之阻滯可袪；血液無阻滯，則百病之根本拔除矣。

其餘方法尚多。如察知病在何處，即將心意凝集於病處，止而勿失，默想病患必除，亦能治病。又如常常凝集心意，止於足底，不論行住坐臥，皆作此想，即能治病。此其理由乃係一切病患，皆由氣血上逆所致，今止心足底，則

氣血下降，身心自然調和而病瘳矣。

又如了知世間一切皆空，毫無所有，即種種病患，亦是虛誑現象，心不取著，寂然止住，亦能治百病，此為最上乘之用止治病法。《維摩經》云：「何為病？所謂攀緣。云何斷攀緣？謂心無所得。」此之謂也。

次言用觀治病法。其最普通者，為觀想運心，以六種氣治病是也。云何六種氣？一吹，二呼，三嘻，四呵，五噓，六呬。

假如腎臟有病，則於靜坐開始，觀想腎臟，口中微念吹字以治之，每次或七遍、或十遍、或數十遍，均隨各人之便。如脾胃有病，則觀想脾胃，口中微念呼字以治之。如臟腑有壅滯之病，則觀想臟腑，口中微念嘻字以治之。如心臟有病，則觀想心臟，口中微念呵字以治之。如肝臟有病，則觀想肝臟，口中微念噓字以治之。如肺臟有病，則觀想肺臟，口中微念呬字以治之。此六種氣治病，或因病擇用其一，或無病者兼用其六，均無不可。

余則每於入座時，每字各念七遍，如念呵字時，確與心臟有感覺；念呼字

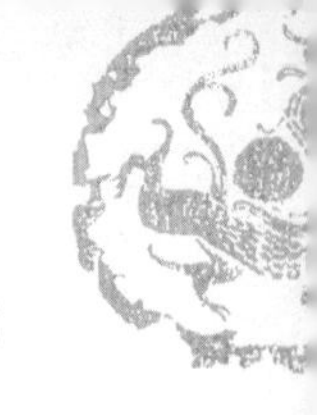

時，確與脾胃有感覺，餘字亦然，學者試行之便知。又有於呼吸出入時，心中觀想，運作十二種息以治眾病者，此則純屬心理治病之法。

何謂十二息？一上息，二下息，三滿息，四焦息，五增長息，六滅壞息，七暖息，八冷息，九衝息，十持息，十一和息，十二補息。

此十二息，皆從觀想心生。如身體患滯重之病，則呼吸時，心想此息，輕而上升，是為上息。如身體患虛弱之病，則呼吸時，心想此息，深而下降，是為下息。如身體患枯瘠之病，則呼吸時，心想此息，充滿全身，是為滿息。如身體患臃腫之病，則呼吸時，心想此息，焦灼其體，是為焦息。如身體患羸損者，則呼吸時，心想此息，可以增長氣血，是為增長息。如身體患肥滿者，則呼吸時，心想此息，可以滅壞極體，是為滅壞息。如身體患冷，則心想此息出入時，身中火熾，是為暖息。如身體患熱，則心想此息出入時，身中冰冷，是為冷息。如內臟有壅塞不通時，則心想此息之力，能衝過之，是為衝息。如肢體有戰慄不寧時，則心想此息之力，能鎮定之，是為持息。如身心不調和時，

則心想此息，出入綿綿，可以調和之，是為和息。如氣血衰敗時，則心想此息，善於攝養，可以滋補之，是為補息。

以上十二息治病，蓋利用一種假想觀念，以心意之力，漸漸影響於身體，久久行之，自然有效耳。至於最上乘用觀治病法，但須反觀吾身吾心，本來是虛妄不實。求身求心，既不可得，更何有於病，故疾病為虛誑中之虛誑現象。如此觀察，眾病自瘳矣。

第六章　證　果

修習止觀，其最大目的，既為超出生死大海，苟積修習之功，必得所證之果，種瓜得瓜，種豆得豆，理固然也。然因心量之廣狹不同，其證果乃有小乘大乘之別。如修體真止者，了知我身及一切事物，皆虛假不實，悉歸空寂，如

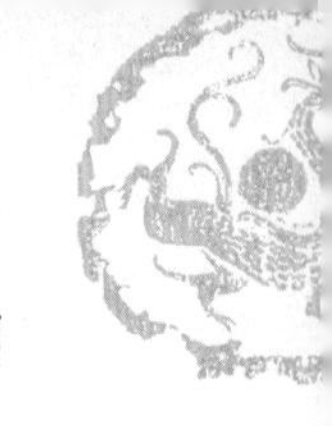

是作觀，名從假入空觀。此觀既成，斷除煩惱，證得寂滅，超出生死，不再投生，是為聲聞果。

又如修體真止者，了知我身及一切事物，皆是仗因托緣，而有虛妄生滅，實則非生非滅，如是亦作從假入空觀。此觀既成，深悟世間一切無常變壞，亦皆如是，朗然覺悟，證得寂滅，超出生死，不再投生，是為緣覺果。

以上二果，皆屬小乘。所以稱小乘者，因其只知自度，不能度人，心量較狹也。若夫大乘，則知吾人與眾生，實為平等，應發大慈悲心，不應不度眾生，而自取寂滅，於是應修從空入假觀。諦觀心性雖空，而善惡業報，不失不壞。眾生不悟，乃種種顛倒，造作諸業，枉受無量苦惱。我應自度度人，隨眾生根性之不同，為之說法，是名方便隨緣止。住此觀中，雖終日度眾生，而不見眾生可度，平等平等，其心無量，是為菩薩果。

然以上所云空假二觀，空是一邊，假是一邊，猶落於二邊。菩薩再進一步功夫，則應息此二邊，契乎中道。了知心性雖空而有，雖有而空。雖空而有，

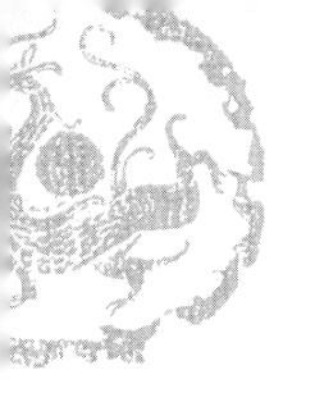

不是頑空；雖有而空，不是實有；非空非假，二邊之見遂息，是為息二邊分別止。如是觀照，通達中道，名為中道正觀。住此觀中，了見佛性，自然入一切智海，行如來行，入如來室，著如來衣，坐如來座，獲得六根清淨，入佛境界，是為佛果。

方今末世眾生，根器淺薄，修小乘得果者，亦絕不一見矣，況修大乘者乎？故有志修行者，多用禪淨雙修之法。止觀即禪門之一法，此法全憑自力，了澈本性，如泅水者逆流而上，直窮生死大海，初非易易，故即身證果者少。淨即淨土，此法則依仗阿彌陀佛之力，如得渡船，橫斷生死流，自易達於彼岸。然須信願行三者，不可缺一，方得有效。

信者，深信淨土，毫無疑慮。願者，發願我於臨命終時，往生阿彌陀佛極樂國土。行者，念佛功夫，力行不怠，功夫積久，自然於命終之時，一心不亂，可以見佛往生。此則余所目見耳聞者，事實甚多，絕非虛語，故余主張禪淨雙修，自他之力兼用也，讀者其有意乎。

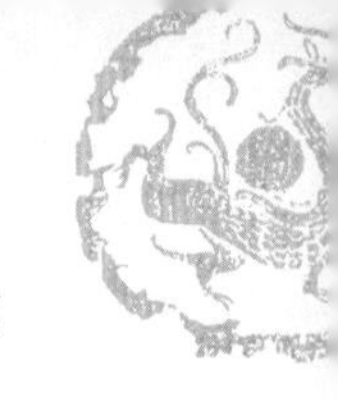

佛學大要

蔣維喬

我佛世尊以一大事因緣，出現於世。所謂大事因緣者何，即吾人之生死問題是也。試想人生於世，雖壽有修短，總不過數十寒暑。庸碌者虛度一生，即傑出者能做一番事業，盡世間之責任。然若問吾人究竟歸宿應如何，人生最後之大目的應何在？鮮有不猛然警醒，而未易置答者。孔子云：「未知生，焉知死。」蓋孔子但言世間法，故對此問題，存而不論。

佛則於世間法外，特重出世間法。目睹眾生生死輪迴之苦，以身作則，捨王太子位，而入雪山修苦行六年，遂成正覺。說法四十九年，慈悲度眾，無非教人超出生死大海，免墮輪迴。此佛教之所由來也。

欲勘破生死關頭，當先知吾人所以流轉生死之根本。此根本惟何？在佛家

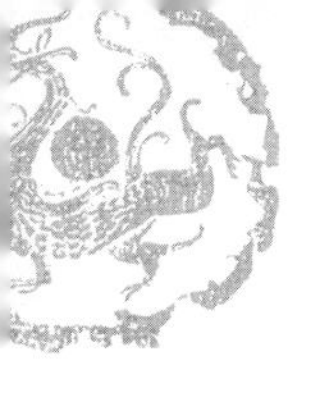

稱之曰阿黎耶識。照心理學上之三分法，分人心之作用為知情意。於意識之外，未能再加推勘，有所深入，無他。凡夫知識之界限，只到此為止也。

佛家則反觀自心，於意識之外，尚窺見幾種心識，乃分人心為八識，以眼耳鼻舌身為前五識；以意為第六識；此外有第七識，譯名末那，猶言執我也；第八識譯名阿黎耶，猶言含藏也。推勘至此，始知吾人生死之根本，即在阿黎耶識。

阿黎耶識何以能為生死根本。蓋此識乃是真心與妄心和合之識也。此真心非指吾人肉團之心而言，乃吾人之淨心是也。因其尚與妄心和合，故名之為阿黎耶識。此識中含有不生不滅及生滅二義，所謂真妄和合者也。

不生不滅是覺，生滅即是不覺。我輩凡夫只是妄心用事，念念相續，攀緣不已。無始以來，就是不覺，故顛倒於生死海中，莫能自拔。然妄心真心本為一體，並非二物。真心譬如海水，妄心譬如波浪。海水本來平靜，因風鼓動，遂成波浪。此波浪即是海水鼓動所成，非另為一物。猶之妄心因真心妄動而成

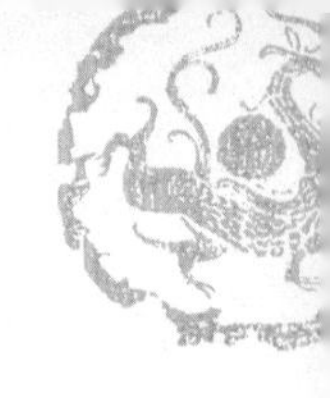

也。

我輩凡夫病在迷真逐妄。佛家教人修行，方法雖多，總是教人從對治妄念下手。一言蔽之，即背妄歸真而已。

然則吾人妄心之生滅形狀若何。大乘起信論中，曾言其生起之相，細者有三，粗者有六。

何謂三細相？一曰無明業相，蓋言真心不動，則是光明。一經妄動，即生諸苦。猶如明鏡為黑暗所蔽，故名無明。二曰能見相。真心不動時，無所謂見，一經妄動，使生妄見。是謂能見相。三曰境界相。吾人軀殼及周圍環境，以及大地山河，皆為境界，以有能見之妄見，遂呈此妄現之境界，實則一切無非幻象。惜吾人夢夢不能覺察耳。

此三種細相同時而現，極其細微，不易窺見，而皆由無明所起。所謂無明為因生三細也。

何謂六粗？一曰智相，既有境界妄現，我們即從而有認識。認識以後，即

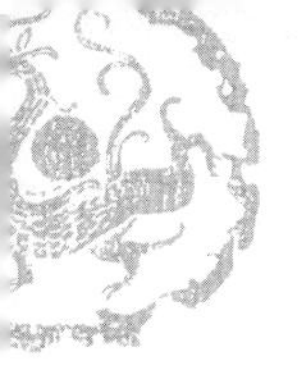

起分別。遇順境則愛，遇逆境則不愛，皆所謂智也。二曰相續相。因有愛與不愛之念，存於心中，愛則生樂，不愛則生苦。念念相續，無有窮時。以上二相，雖有順逆苦樂，尚未至作善作惡地步也。三曰執取相，既有苦樂，即有執著，或困於苦境而不能脫離，或耽於樂境而不肯放捨，皆執取也。四曰計名字相。因有執取之境，心中必安立名言，計度分別。前者執取，尚似實際苦樂之境，至於計名字，則並無實境，惟是心中計度。而作善作惡，乃將見於行為矣。五曰起業相。因計度名字必尋名取得實境，遂不免造出種種善惡之業。六曰業繫苦相。既造業必受報，善業善報，惡業惡報，要皆足以束縛吾人，使不得自在，不自在即苦也。試思在世為人，孰有不為業所繫者乎？此六粗皆由境界而起，所謂境界為緣，長六粗也。

吾人無論為善為惡，皆是為業所繫。此猶疾病之在身也。佛為醫王，佛法即醫藥。藥方雖種種不同，而其能治病則一。治病下手之始，最要就是對治妄念。治妄念首在破執。執有二：

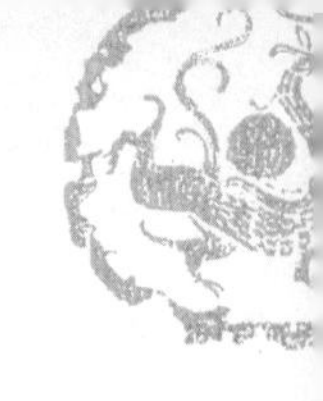

一曰我執。吾人自母胎降生後，別種智識，全未發達，而我字之一念必先來。如生而即知求食，以維持吾之生命是也。下等動物，如遇宰割，亦知叫喚，即恐喪失其生命也。須知我執為一切罪惡之源。蓋有我則不知有人，人我分別之見愈深，必見於行為而成罪惡也。然刻實論之，我之實在，乃了不可得。善哉《圓覺經》云：「一切眾生從無始來，種種顛倒，妄認四大為自身相，六塵緣影為自心相。」何謂四大，即地水火風，吾身之骨肉性堅者屬地，身中水分性濕者屬水，身中溫度性暖者屬火，身中氣分性動者屬風。六塵者，謂眼耳鼻舌身意之六根，所對之色聲香味觸法之六塵也。經意謂我身是幻，不過四大之虛妄和合而成。

此以今之科學證之，亦悉符合。如生理學謂吾人之身，不過十餘個原質化合而成。其中舊細胞分裂而變為廢物，新細胞即發生以補充之。時時代謝，剎那變遷，曾不稍停，七年之間，全身心悉已更換，不過吾人自己不察耳。然吾人年歲日長，面貌必較幼時不同，此即明證。既吾身全部時時在暗中遷變。然

則究將執著吾身之何部以為我乎？昔人指心臟為心，今之生理學，證明心臟為發血器，而以腦為知覺之府。實則所謂心者，即六塵留在腦中之影子。經云：「六塵緣影為心。」語至精，義至當，上緣影即妄念。妄念時時相續，前念既滅，後念復生，亦剎那不停。吾人果將執著前念以為心乎，抑執著後念以為心乎？皆不可能者也。既知此身心是幻，又何苦不能捨去我見耶。

二曰法執。法執者，凡夫所執及邪師所說之法，分別計度，執為實法，不免墮入邪見，於學佛即有障礙。故非先破我執法執，決不能背妄歸真，超出生死大海也。

佛法有小乘大乘，自漢時入中國後，盛於晉代六朝隋唐，至今不衰。論其派別，共有十宗。

一、成實宗

姚秦時鳩摩羅什，譯成實論。此宗遂傳於中國，六代時最盛，後漸式微。

二、倶舍宗

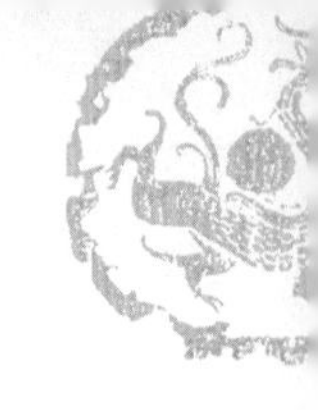

陳真諦譯俱舍論，佚失不傳。唐玄奘重譯三十卷，盛行於世，遂立為宗，五代以後漸衰。以上二宗，俱屬小乘。

三、禪宗

此宗傳佛心印，不立文字。達摩尊者在梁朝時泛海至廣州，後入嵩山少林寺面壁九年，為此宗東土初祖，至今尚盛行於各大叢林。

四、律宗

律宗專講戒律，戒律以不殺不盜不淫不妄語不飲酒為根本。推之沙彌有十戒，比丘僧有二百五十戒，比丘尼有三百五十戒。皆所以持束身心，學者不可不知也。

五、天臺宗

北齊慧文禪師建立此宗，傳至三世智者大師而極盛，以法華經為主。其修持則有止觀法。今浙江之天臺山，智者大師遺跡甚多，宗風猶振。

六、賢首宗

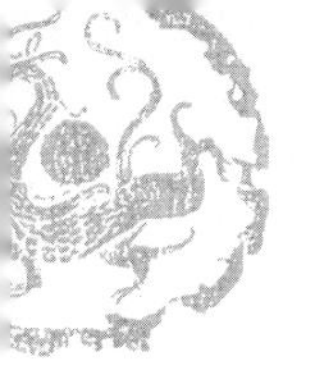

此宗以華嚴經為主。東晉時初譯於揚州，杜順大師闡發此經奧義。第二傳至賢首國師，作華嚴探玄記。華嚴法門由此大行。

七、法相宗

唐玄奘法師遊西域，學瑜伽法門，歸傳此宗。以解深密、攞伽、密嚴等經及瑜伽師地論，成唯識論為主。而成唯識論乃採擷西竺十家之精華而造成者，為研究相宗所必讀之書也。

八、三論宗

以中論、百論、十二門論為主。論空有雙超契悟中道之理。姚秦時鳩摩羅什來茲土為譯經師，遂弘此宗。

九、密宗

唐時有中印度人善無畏者，至長安傳此宗。以大日經為主，以持咒等三密為修持。及明代，以末世人情澆薄，傳授恐滋流弊，遂下令禁止，密宗因以不傳。今日本猶流行不衰。蒙藏之喇嘛教，亦密宗之支流也。

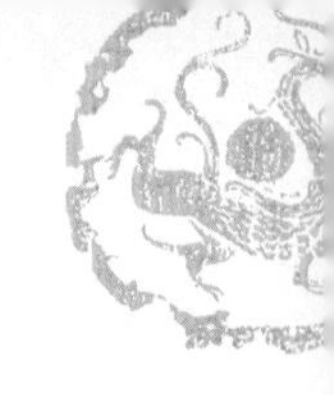

十、淨土宗

此宗以無量壽經、阿彌陀經、觀無量壽經、往生論為主。晉慧遠禪師結蓮社於江西之廬山，宣導淨土法門。名流之入社者，有百二十三人。至今此法門日益興盛。即各大叢林素修禪宗者，亦無不兼用念佛功夫。以其法極簡要，極宏大，而於我們居士之有俗務者，隨時隨地，皆可修持，尤為相宜。以上自禪宗至淨土，皆屬大乘。

各宗派別雖不同，而其教人背妄歸真之修行旨趣，則皆共赴一的。如入城然，或由東門入，或由西門入，或由南門入，或由北門入，所取之徑路不同，而其到達於城則一也。各宗修持之方法，大致可歸為二類：

一曰理觀，即小乘之修觀行，禪宗之坐禪參禪，天臺宗之止觀，賢首宗之法界觀，法相宗之唯識觀，淨土宗之十六觀，密宗之阿字觀等皆是。

二曰事修。事修者，因吾人之妄念，無非從身口意三業而起。若三業並用時，則妄念即無由而生。試就目前之事，取一以證明之。如吾人看書或聽講

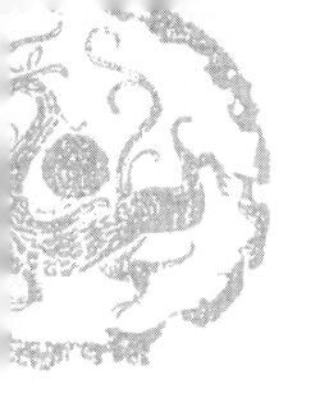

時，雖一心專注，而有時尚忽萌雜念。此何故?因看書聽講，僅用意業也。若寫字之時，則雜念即絕少。此吾人日常經驗所知者，何以故?蓋寫字時，兼用身意二業也。若三業並用，則妄念不必除而自除矣。故各宗教人事修，身拜佛，手念珠，即用身業。念經念佛，即用口業。一心對經對佛，即用意業，其妙處在此。而其歸著，無非為對治妄念，使人背妄歸真，超出生死而已。若夫愚夫愚婦之念佛拜佛，一心想求來世福報，雖亦足為將來得度遠因，然非佛教之本旨也。

大抵學界中人，於淨土法門，最難取信。余在曩昔之時，亦犯此病。雖喜看佛經，以為只須當做哲學研究可耳。其實學佛，重在修持。不修持，於我之身心，了無益處，所謂說食不能飽也。

余向看佛經，亦自以為明白，及到京師，頗得見一二善知識，前往請教。接談之下，爽然若失，始知從前所看之經，全然未能瞭解。其病根即在不修持，未能於自己身心上，切實體驗之故。因虛心請益，則知治佛經如儒家之治

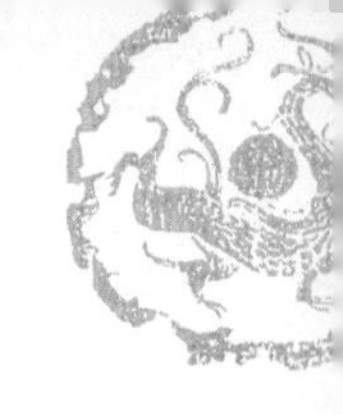

經學，必先通小學，再窮經義，方有著落。

佛經中名相，若求通曉，必須略窺法相宗。然後看經，庶易於領會。相宗以《相宗八要解》為入門之書，先通曉之，方可閱本宗經論。

余於近來又稍稍研究三論，始於佛經所言之理性，徹底明白，方知古來學佛者，或從三論宗入，或從相宗入，確是一定之門徑。楊仁山先生有言曰：「相非性不融，性非相不顯。」蓋相宗則言相之極致，三論宗則言性之極致。若於二宗融會貫通，其於佛典，可以頭頭是道。至余近年來之修持功夫，則以淨土為主，以止觀為輔，將終身行之無斁或懈矣。

今之人輒詆學佛為厭世，為消極，此實全未了解釋迦牟尼佛慈悲濟世之義。夫釋迦說法四十九年，未嘗與社會隔離，何得為之厭世？其捨身度人之宏願，無量無邊，何得為之消極？特恐今人之不善學耳。

又今之學佛者，未得佛經中精義，以經中有言及鬼神，輒喜學習扶乩等事，以卜休咎。其實扶乩為神鬼所憑依，或本人潛伏心理之作用，非大菩薩應

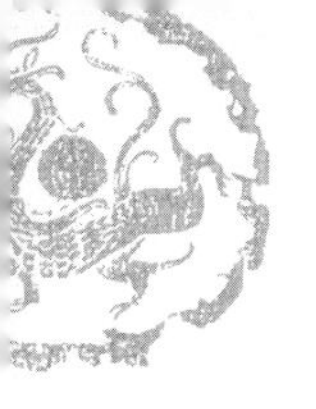

化常事，亦非佛法中所固有。情識用事，妨礙正念。今人不察，靡然從之。智者亦不能免焉，殊可惜也。

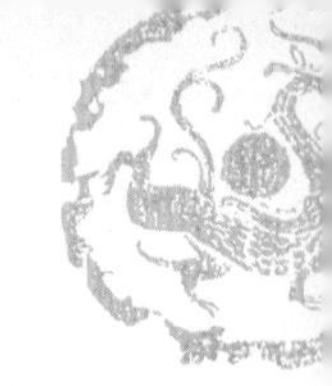

中華民國十一年三月初版
中華民國十二年十二月四版

印證

(因是子靜坐法續編一册)
(每册定價大洋叁角)
(外埠酌加運費匯費)

編纂者　因是子
發行者　商務印書館
印刷所　上海北河南路北首寶山路　商務印書館
總發行所　上海棋盤街中市　商務印書館
分售處　商務印書分館
北京　天津　保定　奉天　吉林　龍江
濟南　太原　開封　鄭州　西安　南京
杭州　蘭谿　安慶　蕪湖　南昌　漢口
長沙　常德　衡州　成都　重慶　瀘縣
福州　廣州　潮州　香港　梧州　雲南
貴陽　張家口　新嘉坡

三一八六和

蔣維喬譯述

岡田式靜坐法

商務印書館出版

焦俊明

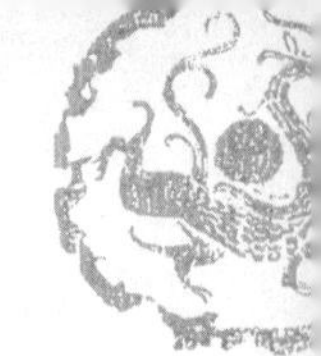

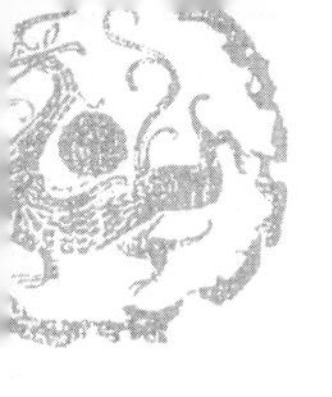

武進蔣維喬譯述

心身修養

岡田式靜坐法

商務印書館發行

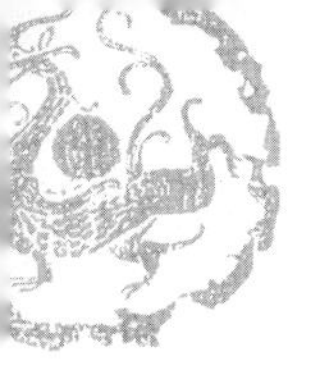

目錄

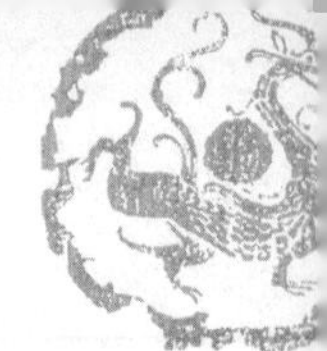

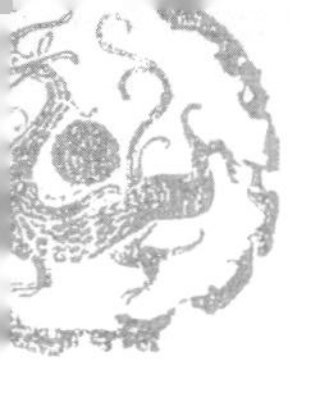

譯餘贅言

一、此書東文原本，為實業之日本社出版。

二、日本流行之靜坐法，有藤田靈齋、岡田虎二郎兩派。其於生理心理方面，主張各不同，而各有獨到之見地。

三、藤田靈齋教人，分初傳、中傳、奧傳三級，且自己著書。初傳名身心調和法，中傳名身心強健秘訣（商務書館皆已譯印），奧傳僅憑口授，不立文字。岡田則重身教，不以言教，故不自著書。惟其徒著有《靜坐三年》（商務書館譯印）推闡其義。此書雖亦他人所作，然簡單明瞭，確是岡田式之正宗。

四、書中所言坐法，皆沿用日本習慣，讀者切勿強學，可改用我國習慣，參看拙著《因是子靜坐法》便知。

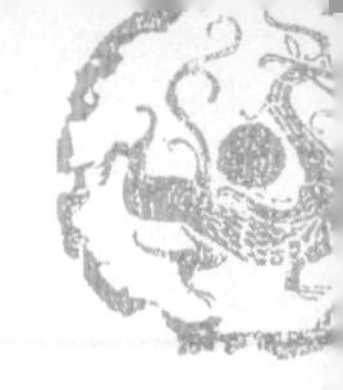

五、此書譯述，繫友人吳君寅齋（德亮）之初稿，經不佞潤飾刊印，合誌於此，以拜佳貺。

民國八年八月

蔣維喬識於京師之宜園

心身修養

岡田式靜坐法

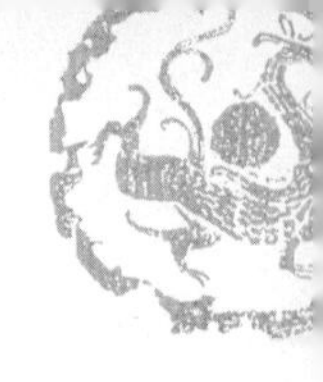

第一篇 岡田先生

靜坐之師範者

靜坐法者，岡田虎次郎先生所創造、躬行、教導之心身修養法也。

問：靜坐之日的安在？

答曰：在靜坐。

問：何謂靜坐？

答曰：得心之和平而已。

問：何謂心之和平？

答曰：品性美與肉體美並行發達，即養成精神與精力皆充實之人格也。

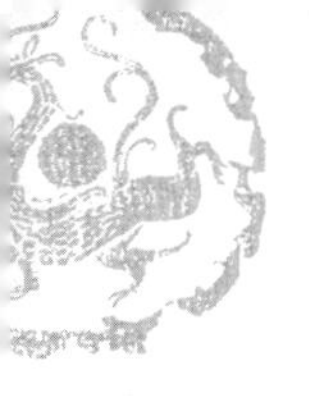

問：精神精力充實之人格若何？

答曰：難言也。與其言之，不如見創造躬行之岡田先生而心領之，轉覺直截簡明也。

不知者以為一種不思議

岡田先生為靜坐法之師範。先生無所謂學者，無所謂宗教家、教育家，更無所謂醫家。而學者來師之，宗教家、教育家以及學生、商人、軍人、老人、婦孺等亦來師之。甚至疾病　弱者亦來師之，爭先恐後，皇皇焉如有所求焉。彼不知靜坐之為何物者，殆以為一種不思議也。

先生不言實最大之雄辯

先生招致之人，如此其眾。其有絕世之雄辯乎？無有也。先生於交未深者，默不一言。惟現其人格於仰慕者、旁觀者之前，四方開放，八面玲瓏，一

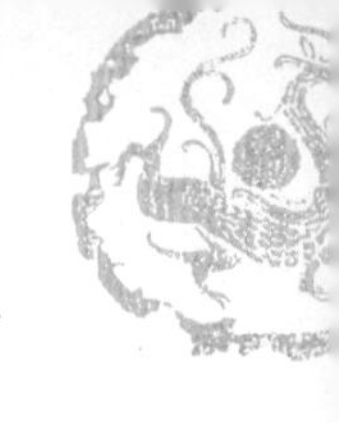

切平等，無言實體，不勸不招，不追不拒，惟曰諸君默坐靜觀，其中自然知之而已。

夫不思議之事，以一言了之，遂令博學之士，聞而非笑，然若輩一見先生，即不聽說明，不求講義，亦無不足之感。信仰先生「其中自然知之」之言，遂默然而就靜坐之席。蓋桃李不言，下自成蹊。

先生之身，為靜坐法之典型；先生之人格，為靜坐法之本體，足以使人深信而不疑。然則先生之不言，實先生最大之雄辯也。

岡田先生之前身

岡田先生果為何如人乎？先生之前身，惟先生之日記知之。其兄弟朋友，道先生之半生，皆不能精確。然訪之東海道三河國豐橋市，更進而至於渥美郡田原町，則有知先生之幼時者。先生居胎不足月，約八個半月而誕生，幼時虛弱多病，父母皆慮其長而不能充足發育云。

突然感觸而生心之變化

先生十三四歲時，其心之狀態突然全變，此事先生嘗言之。若令宗教家神秘其說，則可謂觸於神靈而得自覺者。先生不作是語，惟曰「心變」而已。但此心變，為改造先生心身之大原動力，最宜注意也。

先生心身由此一變

心果如何而變乎?蓋由黑暗而變為光明也。此已變之心之狀態，恰如雨過風清，晴天無翳，旭日曈曈，光芒萬丈，即心無紛擾之平和光輝也。此心即改造先生心身之大原動力也。

少年時代所得之靜坐心

當時先生何知靜坐乎?不惟不知靜坐之形，且未嘗稍萌是心，然此心即今

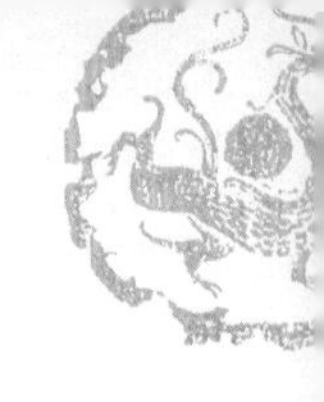

日所謂靜坐之心也。此常光輝之平和心，為岡田式靜坐之理想處，又為靜坐之彼岸也。

使人之品性美，肉體美，並行發達（即精神精力充實，又心身健全發達）者，實此心也。使人無病，使人安居極樂之現世，使人遂自然之大往生者，其主一之原動力，亦此心也。

靜坐法由此產出

先生之心由自覺而變，當時本不願以此示人，繼思如何宣佈之乎？我依自覺得之，人無自覺，將奈之何？百思之餘，乃得此靜坐法。故靜坐法之目的，在自然明白。

孩童與無學者，皆可由靜坐法而達彼岸。

蓋欲達彼岸，而靜坐法乃最真直、最平坦、最安樂之理法，為先生所創造、實驗、而證明者也。

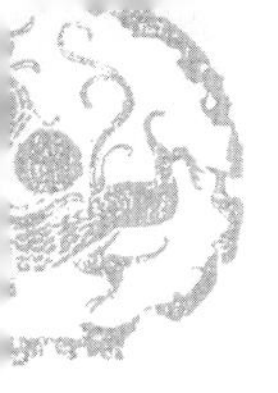

二十餘年之研究

先生自心變以來，其性格大為變化。尋以鞏固不動之信念，依自覺而得之修養大本，告之友人。友人以先生之說出乎意表，無一信者，至以「變人」目之。而先生殊不介意，職業之暇，力圖此信念之發展。嘗讀老、莊、孔、孟之書，復涉獵佛典、耶穌教書，及歐美思想界哲學界之名著，與己之信念比較對照，或否定之，或據以琢磨自說。

後更遊歷歐美，比較東西洋心身修養法之異同得失，依其實驗之結果，遂深信人間之理想修養法，不外乎此，乃於數年前歸日本，傳授靜坐法。

先生友人中見今日「岡田式靜坐法」之聲，震動全國，回憶當年不信其言，至目之為「變人」，嘗不勝感歎焉。

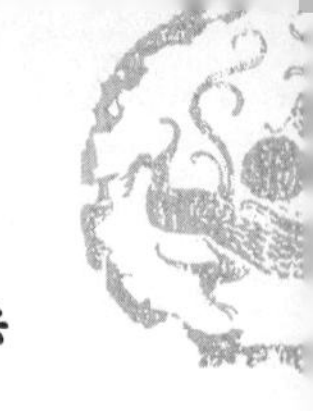

先生今昔之相差

距今十餘年前，先生體格，異常瘦弱，今則魁梧雄偉，迥非昔比。聞先生有一舊友，於日暮里本行寺之靜坐舍，過訪先生，相見幾不相識，始知靜坐法改造人身，厥功甚偉，為之驚歎不已。

先生嘗對人言：「余不敢為人師，不過與同志共同修業而已。」此殆先生之謙辭，但先生非徒謙遜者，觀其無限之發展力，不盡之向上心，知其非虛語也。然則先生今後之造詣，實有不可測度者矣。以常人之眼觀之，先生之體格，在日本人中殊無其倫，謂之理想的健康體，誰曰不宜。

先生體格之雄偉

先生端坐如巨岩拔地，直立如老樹參天，其腰部及下腹部，圓大如臼，且富強韌之彈力。

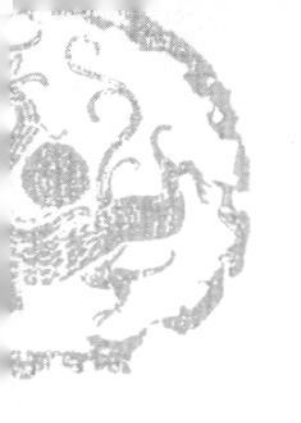

立時坐時，重心常安定於此處，雖推之挽之，亦不動不倒。胸部亦圓大如樽，至於司生命之肺臟，司血行之心臟，其堅強活潑，亦可想像得之也。

先生筋肉之圓滿發達

先生體格雄偉，而又毫無圭角，圓滿之相，有如此者。其四肢五官之筋肉，異常發達。且體胖之人，大抵由於脂肪過多，而先生則無是病，全由筋肉之圓滿發達所致。其發達之狀態，非柔軟之發達，乃堅韌之發達也。

先生不取鍛鍊筋肉之特別運動法，然其筋肉堅固而有彈力，以指摘之，如觸硬橡皮，必為所彈而脫焉。

肉體美所發之全身色澤

人當浴後，則髮膚頓覺鮮美。蓋溫浴能促血液之循環，血行迅速，故一時增其色澤也。然岡田先生自朝至暮，無時不見其鮮美之色澤，非若他人必浴後

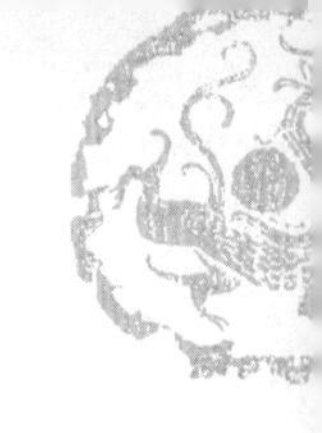

始有此者。顏如朝霞，發如膏沐，慕先生之風采者，不得不兼慕其肉體之美也。

丹田為先生精神精力之寶庫

以常人之識，欲測先生修養之深，不如觀其腹，先生之下腹部，即所謂氣海丹田者，乃其偉大人格重心所在之寶庫也。彼處緊張而富彈力，在先生體格中最為壯觀。其狀如大球，人試以拳竭力押之，毫不凹入。若先生拔去丹田之氣，則拳可深入。蓋緊張時與弛緩時之差甚大也。深入之拳，雖使對手用全力支持，而先生一吐微息，則拳在腹中，如炮彈由炮口噴出，對手者之身，且倒退數武矣。雖無知者見之，未嘗不歎先生之活力精力氣力皆集中於此處也。

下腹膨脹，故其臍眼向上。寤時腹硬如球，寐時腹軟如綿。

靜如林疾如風之態度

先生之舉止，頗有靜如林疾如風之概。其體格之雄偉，已如前述，而其輕

捷尤為可驚。先生登山如履平地，坐立之時，飄然如簞瓢之浮水。

蓋世所謂偉丈夫者，其體之重心不能安定，頗缺統一之力，故體愈胖，則運動愈難，先生則重心安定，力集於體之中央，故體之上下極輕也。

悠悠不迫又無分寸之隙

先生體格如不倒翁，雖推之不倒，以重心安定故也。例如立於電車中，忽然開車或停車，亦不至踉蹌；又如乘人力車，當疾行時車忽顛覆，亦不至隨車傾倒。蓋重心安定之修養，用力甚久故也。

先生常若不用意，而常用意；常若四方開放，而無分寸之隙；常若洋洋大海，而又滴水不漏。此其所以靜如林而疾如風也。

精彩炯炯之眼光

觀先生之眼，全身精彩，露於雙瞳，譬猶室內燈火，光映玻璃也，清如明

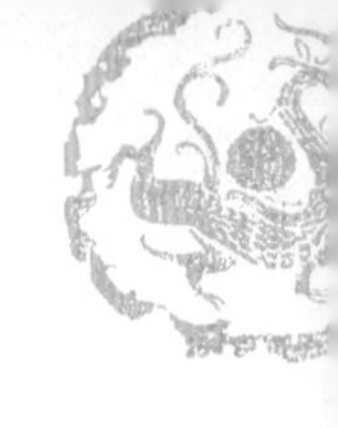

鏡，不染一塵，又非炯炯四射，令人可畏，蓋溫柔圓滿之和光也。故其光可親而不可狎，直如秦鏡高懸，照人肺肝矣。夫血不足則目瞬，先生之目，幾乎終日不瞬，雖白刃閃於前，亦若熟視無睹。當其危坐時，氣度雍容，而全身精力均集於下腹，故能目不少瞬。其視外物，頗有獅踞高岩，睥睨群羊之概。

蓋其精神與精力之充實，可於其眼腔窺之也。

自腹而出之大聲

先生之聲，非出於咽喉而出於腹，如熔岩自火山口噴出，聲震遠方者然。雖平常談話之聲，亦響徹四座。無論何時對於何人，亦無少變。

蓋其為人光明正大，俯仰無愧，所謂實大聲宏者是也。

先生之日常生活

窺先生日常生活之一斑，亦足見其精神精力充實之人格，更以鮮明之色

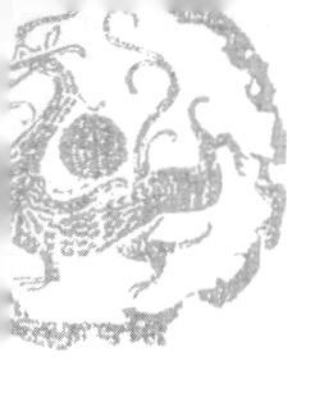

彩，映於吾人之眼。先生今日所經營之事業，為日本人格之根本改造。舉世滔滔，捨本逐末，不知所歸，承文明之餘弊，當競爭之劇烈，因之敝精勞神以圖補救者，實繁有徒。

而先生之目的，則在對於此等同胞，養成其剛健之人格，可以賦予生命，可以克制自然，可以包容萬物，欲達此目的，惟有靜坐之一法，此則先生之自信者也。

先生以此為天職，故其日常生活，除圖靜坐法之普及外，別無他物。

先生一日之勤勞

今日忙碌之人，殆無過於先生者。現時東京延先生教靜坐法者，無慮百數十處。或在私宅，或在俱樂部，或在寺院，每處少則數人，多至二三百人，每星期至少參坐一次。

若日暮里本行寺之靜坐會，則每晨舉行。此等靜坐會，以每星期舉行一次

計算，則平均每日亦有十數次之多。每處所費時間，至少須四十分乃至一時，每日十數處之周旋，殊不易易。

況先生無無謂之應酬，無名利之觀念，惟以教人靜坐為義務。自他人視之，誠為困難，而先生樂此不倦，毫無困難之感。

可驚之精力

日暮里本行寺每晨六時開會。先生每晨五時早膳，屆時即赴本行寺。依每日預定之時間表，歷巡各處。終日奔馳，至夜深十二時或過十二時始歸。乃出其日記，將日課及靜坐這重要事項詳細記入，入浴然後就寢。眠時僅四時，至四時半即起。浴後，預備日課，乃出。雖星期、祭日、年節亦不休息，如此行之已四、五年矣。

在不知先生者聞之，以為非出於自然。然先生行之有年，不言其苦與疲，實則並無所謂苦與疲。由其精神精力充實之人格，發為此可貴之事業也。

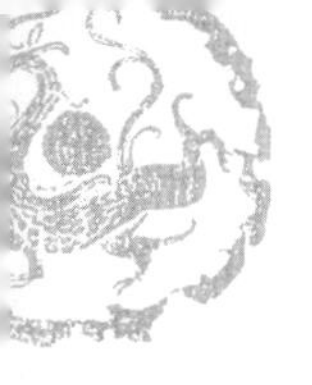

極樸素之居室

先生為獨身者，寄居友人家一斗室中。其弟子中，為貴族名流富豪者不可勝數，以正式手續，入各處靜坐會者，無慮二萬人。

先生本一書生，至今依然不改其生活。衣服惟四季洋服各一襲，有冬一裘夏一葛之風，食物惟飯與醬菜二者，既無不食之物，亦無嗜食之物。早夜入浴二次，且無須溫浴，最近三、四年中，已無溫浴之舉矣。

與自然同化之生活

先生之生活，非以修養之故，而行克己禁慾主義。以今日之先生，並無所謂克己禁慾也。克己禁慾皆為抑制小我之一法，先生忘小我而重大我，有宰制自然，萬物同化之概。

常人克己，非加精神的縛束不可。而先生則行所無事，反有一種快感焉。

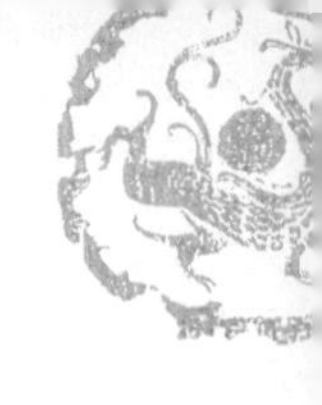

先生視奢華樸素，一切平等。既為平等，則以經費最省、工夫最少之樸素生活為宜。常人食之無味者，先生以為至味。常人思之最苦者，先生以為至樂。寒暑常人之所畏也，而先生則無時不自適。此即與自然同化之謂也。

如此生活，由他人觀之，必以為一種苦行。然苦行者，謂心意與自然交戰之狀態。而先生之生活，非與自然交戰，乃與自然同化也。

先生不信有病

先生之生活，得與自然同化者，乃依靜坐之心，而遂精神及生理之偉大發育也。

夫實驗為自信之母，先生則自信終身不至有病者也。人之所以有病者，以其違背自然之法則，不獲圓滿發育所生之障礙也。

靜坐為人類循自然之法則，遂圓滿之發育之大道。積靜坐之功者，不得有病，先生之深信也。此深信，即使先生精神精力益加充實之泉源也。

先生不信有死

先生既不信有病，故又不信有死。人類若遂其完全發育，迨生理的告終，非死也，乃熟也。如果樹然，抽芽、發葉、開花、結實。若發育不完全之果實，則未至熟時，即腐而墮。腐者病也，墮者死也。

今之所謂人死者，即果實之腐而墮者也。夫人有自然之終，有不自然之終。不自然之終，斯有種種痛苦；而自然之終，乃人格成熟之極點。恰如果實成熟，自然乾枯，長眠而逝，並無何種之痛苦。此先生對於肉體告終（即人生之最後）之確信也。然欲達此目的，惟有靜坐之一法。見先生者，覺其氣象常新，殆有萬壽無疆之概者，由其不信有死使之然也。

修養之極致真空的人格

先生之言論風采，無時不見平和安泰，而現玲瓏之狀態。此無他，不過由

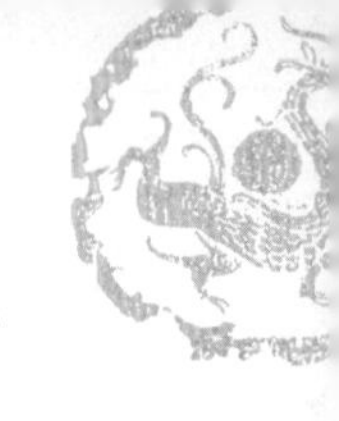

其心意狀態發露於外而已。然則先生心意之狀態果何如乎?此非吾輩所能測其涯涘，惟考察先生修養之理想，實以忘我為歸宿。夫人世之真幸福，不在富貴，亦不在權勢與名譽，惟在破除我執，置身於忘我之狀態，以與絕對的宇宙，冥合無間而已。

吾人之心理狀態，二六時中，皆為時間空間所紛擾。由此觀念而起差別、迷妄及我欲，凡此，皆原因於執著，而精神遂欠統一，故其心不得平和、安泰也，精神不統一，心不平和，則肉體之細胞機能，亦因之不統一，生理作用，不克調和，凡百疾病，自此生矣。苟能精神統一，心境平和，則肉體不期健全而自健全，此先生之信念，亦先生之實驗也。

夫靜坐之堂奧，在乎忘我，在乎心境真空。心境真空，則如明鏡止水，一切煩惱，一掃而空，人生固有之靈知靈能，自然呈露。真正之常識，必如是始發達。乃成向上之人格。而使心境真空之道，即靜坐是也。

先生之心，即二六時中靜坐之心，真空之心，忘我之心，絕對之心，普遍

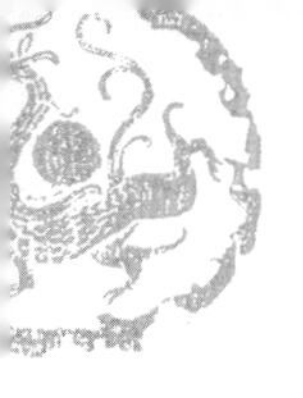

之心也。常存此心，則人格之優美，自然發於外貌，猶宇宙之精靈，發為日月星辰山川草木之莊嚴世界也。然則先生之人格優美，亦不過此心發現於外而已，此即品性美、肉體美之真詮也；此即靜坐與所謂深呼吸法，或腹式呼吸法大異之點也。

如對春風

先生之心境，既如前述。其盎然現於面者，直如光風霽月，藹然可親。與之相對，如坐春風之中。無論何人，於何時何地見先生者，其氣象莫不如此。非先生故作嬉笑之態，而春山迎人，自有一種和悅之色。蓋其七情調和有以使之然也。七情調和，即靜坐之極致也。

先生之前無論議之餘地

以上略述先生之優美人格，此人格由靜坐之心（即平和之心）而生者，則

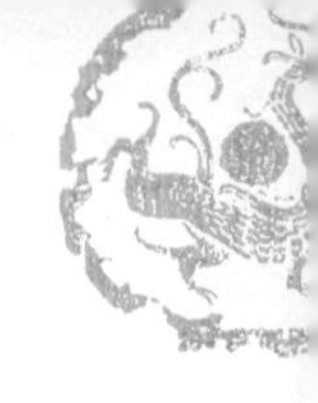

靜坐可收人生修養之大效明矣。先生本身作則，以已為靜坐之本體，而圖普及。先生之前，實無議論之餘地。凡欲行靜坐者，不可不先知岡田先生之事略也。

以下說明靜坐方法。

第二篇　靜坐之方法

姿勢之正定與呼吸之調節

欲入靜坐之門，宜先知二要義：一曰正姿勢，一曰調呼吸，是為入門之兩關。

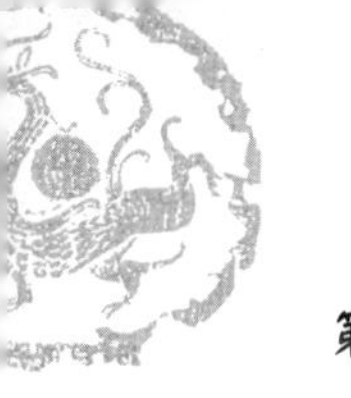

姿勢呼吸，均包於靜坐之中。蓋靜坐法與呼吸法本無二致。正姿勢，調呼吸，為靜坐之二關門，靜坐其堂奧也。靜坐之原理，詳第四篇，茲先說明靜坐之方法。

靜坐中兩足之重疊

（一）宜先端坐。
（二）宜疊足而坐。
（三）疊足時，左足在下，或右足在下，可依其人之習慣。
（四）靜坐中，在下之足痛時，可上下更換。
（五）疊足之背，務必高深適宜。
（六）初行時恒苦其足麻木。麻木則兩足交換。若痛苦不可忍者，則暫休息，俟麻木去後再坐。

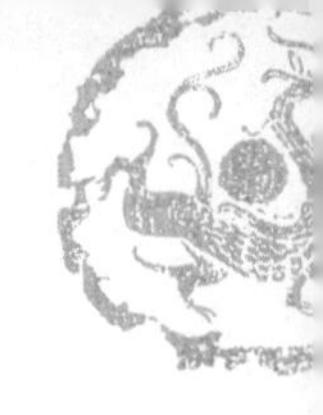

靜坐中膝之分開

（一）膝頭勿令接觸，宜少分開而坐。

（二）股少分開，則體之重心，自定於臍下。

（三）分開不宜過度。

（四）分開兩膝，重疊兩足（須高深合度）。而坐時，恰如置身於彈簧之上，乃佳。如是則體可得鎮定。此為靜坐之要著。

靜坐中之腹部臀部胸部

（一）坐時脊骨宜正直。

（二）脊骨正直有三要件：一為出尻而坐，二為鎮定下腹而坐，三為降落心窩而坐。

（三）出尻鎮定下腹而坐之形式，即短其膝而坐之形式，是使重心安定者

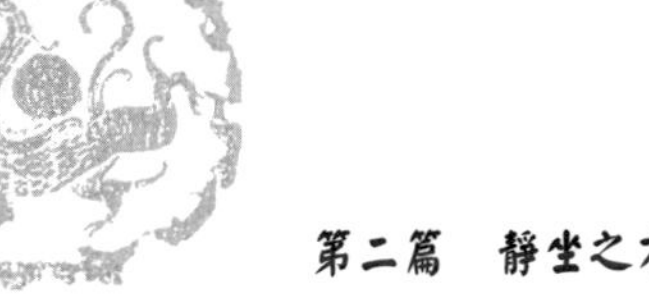

也。

（四）尻不出，則脊骨屈，姿勢崩。

（五）靜坐中，下腹無須更著力，蓋上述之形式不崩，則重心安定於下腹，而力必集於此部，此自然之勢也。

姿勢中岡田式特別之要點

（一）降落心窩一節，為其他呼吸法所忽略，而岡田式所最注意者也。其理由詳第三篇，是為岡田式特別之要點。

（二）降落心窩者，謂脫其處之力，而使之輕也。蓋不脫心窩之力，則全身之力不能集於下腹部，重心即不得安定矣。

（三）詳言之，不降落心窩之姿勢，胸必擴張，即反身之姿勢也。反身之姿勢，不健全之姿勢也。

（四）降落心窩之姿勢，即不張胸之姿勢，不反身之姿勢也。

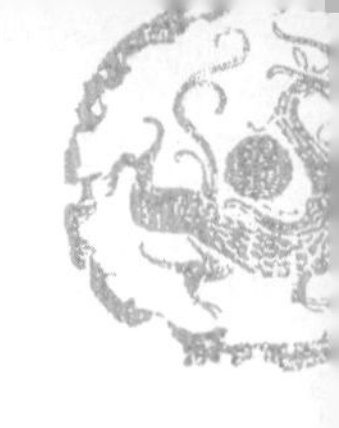

矣。

（五）不倒翁為降落心窩之姿勢。觀不倒翁之姿勢，即得降落心窩之解

（六）出尻鎮定下腹而坐，無論如何降落心窩，其脊骨亦無屈曲之虞。若反身之姿勢，轉使脊骨向外屈曲矣。

靜坐中兩手之安置

（一）兩手宜輕握置於膝上。

（二）握手法，宜以一手輕握他手之四指，使拇指與拇指成交叉形。

（三）以左手握右手，或以右手握左手，可隨意為之。

（四）置手之處，視手與體之配合何如，不必固定。或置於膝上，或置於股根，或置於腹下（如大腹之人），任其自然可也。

（五）握手之手及被握之手，均不可用力。

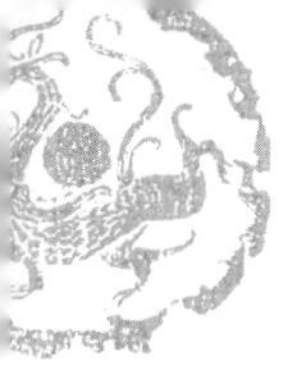
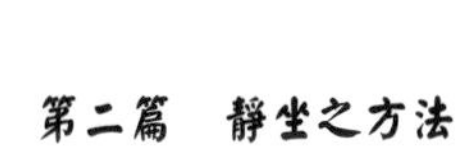

靜坐中顏目口及呼吸

（一）首宜直，面宜正。
（二）眼宜輕閉。
（三）口宜噤。
（四）呼吸均宜用鼻。
（五）靜坐中宜用正呼吸（呼吸詳第三篇）。
（六）初修者行正呼吸，往往難得自然，此種人靜坐中可作普通呼吸。呼吸之調節，宜在平時（靜坐以外）。其詳見呼吸法。

靜坐中之心境

（一）靜坐時，勿思何事，勿求何物。
（二）勿求卻病，勿求健康，並拋棄一切之期望。

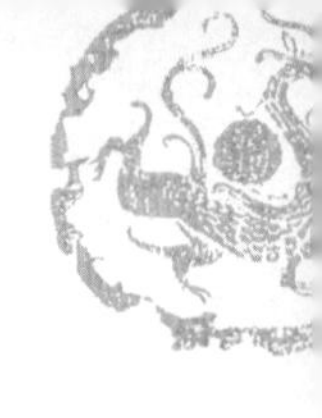

（三）坐禪者往往求無念。而靜坐則無念亦不可求。以求無念，即不得無念故。

（四）勿求達彼岸。如扁舟放乎中流，停棹棄柁，任其所之。

（五）外界音響入耳，勿起妄念，但留神不及，勿強掃除，致生煩悶。

（六）坐時當如草木，毫無所求，而有欣欣向榮之態。

（七）靜坐本無所為，無所求，但確信靜坐必能導吾於可到之處，靜坐之要，惟此信仰耳。

靜坐中身體之動搖

（一）靜坐日久，則體內發生一種動力，使身體自然動搖，動搖之狀態，因人而異。但無論如何動搖，聽其自然可也。

（二）動搖雖烈不足驚，毫無動搖不足憂，動搖之來，乃自然也，不可抑之，動搖不來，亦自然也，不可求之。總宜純任自然，不加人力。

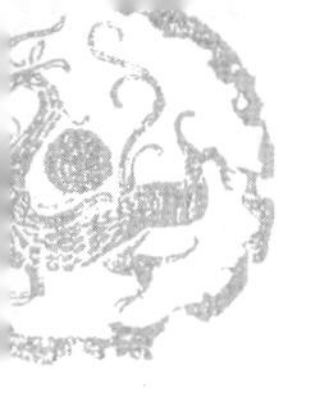

靜坐之時間

（一）靜坐之奧義，不在形而在心，故欲達其道，非行、住、坐、臥、終日靜坐不為功。雖然修養之初，不可不由形而入。故每日至少亦須靜坐一次。

（二）靜坐時間以長為貴。然每日僅坐三十分鐘，行之有恆，則其效亦頗顯著。

（三）忙碌之人，可坐三、四十分鐘。若能坐至一時，更善。

（四）每日靜坐時刻，無論何時皆可，但以朝起後為最得宜。

（五）將就寢前，略坐片時（十五分或二十分鐘）亦有效。若以起床後之靜坐為主，就寢前之靜坐為副，一日靜坐二次，則收效更大。

靜坐適當之時刻

（一）靜坐時間，以午前六時至七時半之間為適當。其重大理由如左。

（二）清晨睡覺，可先在床上摩擦下腹，以調節呼吸（詳呼吸篇）。

（三）次通便。

（四）次盥嗽，然後靜坐。

靜坐中之感應道交

靜坐以六時至七時半為適當者，因此時刻，為岡田先生在日暮里本行寺指導靜坐之時刻也。夫靜坐之妙，在乎感應道交。學靜坐者，雖獨坐亦可臻妙境。然靜坐於先生前，則收效更速。此即感應道交之妙理也。是故不能參坐於先生之前者，宜於先生指導靜坐之時刻行之。蓋斯時超越距離之空間，而所得之感應，亦如參坐於先生之前也。

平時行住坐臥之姿勢

（一）靜坐之姿勢（胸、腹、臀），無論行、立、坐、臥皆保持之，勿使

傾側。

（二）勿盤膝（按此就日本風俗而言）。

（三）平時氣宜張，其心宜無絲毫之隙。蓋氣張心正，則血行圓滿，而端坐乃為最安樂之姿勢。若氣弛心虛，則形不整，形不整則血行不能圓滿，且患痲痹而氣分不舒，如此者，則端坐為最苦痛之姿勢矣。

第三篇　正呼吸

正呼吸之調節

前篇述靜坐方法，謂初修者於呼吸之調節、強弱、大小等，一切可勿勞注意，是非靜坐中之呼吸，可以隨意之謂。蓋勿勞注意之意義，與隨意之意義迥乎不同也就嚴格意義言之，非調節健全呼吸（即正呼吸）之人，不能得靜坐之

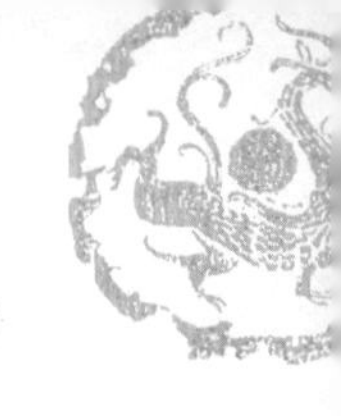

妙理。故靜坐時不可不行正呼吸。

惟初入門者，對於正呼吸，鮮能臻乎自然。勉強行之，亦無所益。故初修者，靜坐中不勞注意呼吸，可於靜坐以外調節之。

調節呼吸只須日常注意，則不久即成習慣。至靜坐時可以毫不用意，自然而成健全呼吸矣。請先說明正呼吸，次說明調節正呼吸之日常用意。

正呼吸法

（一）正呼吸者，當吐息時，氣充於下腹部（臍下），腹力自然凝集。

（二）其結果，至吐息時，則下腹膨而堅，力滿而張。

（三）臍下氣滿時，胸部空虛。

（四）吐息緩而長。

（五）吸息時，空氣滿胸，自然膨脹，而臍下因之微縮。

（六）胸膨脹時，腹非空虛，蓋無論呼氣吸氣，宜使重心安定於臍下，此

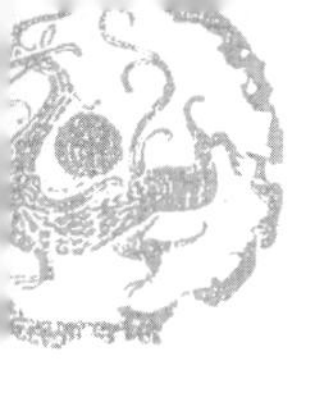

處氣力，乃無一刻不充實焉。

（七）吸息宜短。

（八）健全之呼吸宜平靜，使他人見之不易分辨。

改變平常之呼吸

行人生自然之呼吸者，是為正呼吸。靜坐中行此呼吸，非出於勉強而出於自然，此即靜坐之呼吸也。

然常人之呼吸，多與此相反。吸時腹膨，吐時腹縮，實非正呼吸也。故靜坐者，不可不改變呼吸之習慣，是為附帶之一要件。

此呼吸何故得謂之正乎

呼氣時注力於臍下者，何故謂之正呼吸乎？蓋在胎內健全發育而產出之嬰兒，其特色為息貯（貯氣於腹中）。即閉口呻吟，膨脹下腹，使力充滿於臍下

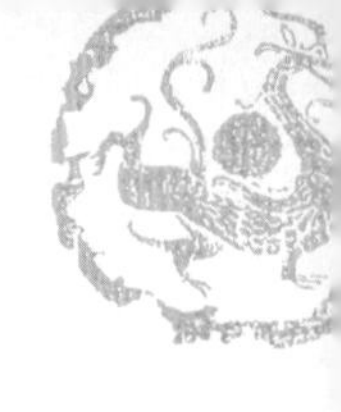

是也。夫嬰兒之所以息張者，乃其將發育之途，以其呼吸力，行發育所必須之自然作用也。呻吟即嬰兒之吐息（呼氣），可知吐息時，使力充滿於臍下者，乃人生之初自然之正呼吸也。

強者之呼吸與弱者之呼吸

謂息張為人生之正呼吸者，以其為本來之呼吸也。此呼吸不惟嬰兒時代所固有，而畢生皆宜行之。質言之，即吐息時，使力充滿於臍下之謂也。

夫使力充滿於臍下者，雖若由於用吸氣，而實由於用呼氣，此乃自然之正呼吸，不可不察也。

臍下之力，不可須臾拔去（理由詳重心篇），故吾人必常以呼氣使此處之力充實。此所以宜改變平常呼吸而為正呼吸。

臍下腹力充實之人，即重心安定之人，行此呼吸，可出於自然。反之重心上浮之人，即腹力拔去之人，不得行此呼吸，乃為反對之呼吸也。嬰兒之弱

者，始為反對之呼吸。及病襲之，永不得為正呼吸矣。

身體強健而下腹突出者，熟睡時鼾聲如雷，其吸息強而短，宛如唧筒之吸水，吐息緩而長，同時其腹膨脹，是為健康者之呼吸，即正呼吸也。人生之呼吸，無論寤寐，皆宜變為此種呼吸。

歐美人之體格，較東方人之體格，為健全發育者居多。因之歐美人大半得此正呼吸。行此呼吸之歐美人，必為重心安定，腹力強壯之體格。

呼氣與精力發揮之關係

凡人抵擋外物之際，其充實於臍下之精力，不於吸氣時發揮，而於呼氣時發揮。如劍客之舞劍，力士之揮拳，兵士之衝鋒，匠人之運斤，畫工之落筆，其最初之第一動作，皆必為吐氣時，是也。他如音樂家之發美音，奏樂家之吹彈樂器，演說家之振雄辯時，亦莫不然。

蓋抵擋外物之時，即須力之時，所須之力，即臍下丹田充實之精力，當此

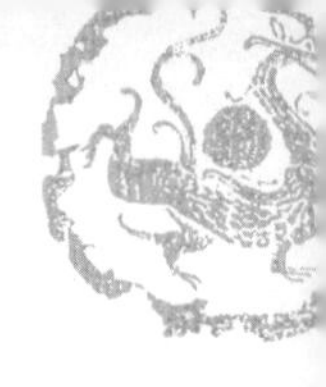

之時，即宜以呼氣張其腹部。由是知健全呼吸法，在乎吐息時使精力充實於臍下，其事益明矣。

正呼吸之練習法

先生所教之呼吸，惟在使人變為正呼吸，而常行其所謂息張者。練習乃為初修者之便宜說法。蓋初修者之呼吸調節，有二種緊要方法。一為此呼吸之練習，一為此呼吸之常習。所謂練習，乃暫用以調節呼吸助成習慣者，非必常時行之也，請先說明之。

（一）宜正其姿勢（與靜坐同）而端坐。

（二）呼吸時正其姿勢，同時振作精神以鼓起氣力。

（三）放輕上體下體，與靜坐同。

（四）宜由鼻呼吸。

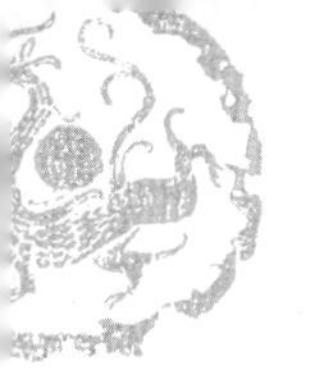

吸息時之心得

（一）吸息宜短。

（二）鼻息之聲，不可暴急。

（三）吸息時胸部膨脹，此時下腹當略收縮。

（四）下腹之收縮，宜一任自然，不可加以人工。蓋胸膨則下腹收縮，實自然之理，不可故意使之凹入。

（五）吸息時，其姿勢宜與靜坐相同，絕不可張其心窩。

（六）吸息時不可故意張其胸部。

（七）張胸絕非所以發達肺部。張胸之人，其肺扁平。降下心窩以呼吸之人，其肺圓滿發達。岡田先生之胸圍，十餘年來，增加一尺五六寸。

（八）練習此呼吸之目的，不在深呼吸，惟在圖呼吸之調節，故不必極力為深吸息。

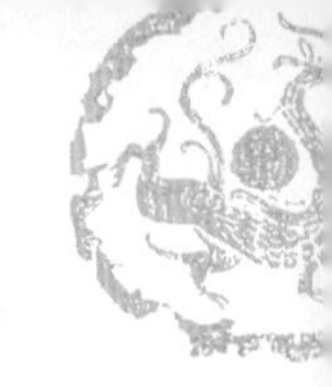

吐息時之心得

（一）吐息宜緩而細，靜而長。

（二）吐息之長，宜先練習，漸漸加至一分時行一呼吸，當亦不覺其苦。

（三）吐息之緩，以幾乎不辨息之出入為上乘。

（四）吐息時宜徐徐入力於下腹。

（五）所謂卜腹膨脹者，乃加入氣力，則自然得膨脹之結果。其目的不在膨其腹，在因呼氣使其力充實於臍下，而安定重心也。

（六）呼氣時，入於臍下之力，宜次第增強。而呼氣與腹力，均宜盡其所能而後已。

（七）呼吸中絕不可使息停止。

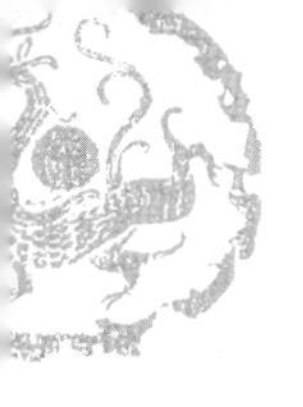

降下心窩之重大理由

（一）吐息時宜嚴守靜坐之姿勢，心窩宜全然降下，使力不入於此處。

（二）靜坐之人（多為初修者），有入力於下腹時，其心窩堅硬者。如此，則終不能收靜坐之效。

（三）弛胸之姿勢，為岡田先生獨闢之要點。忽略此點之呼吸法，或轉有害。如彼深呼吸之吐息時，有因張胸而猝倒者，即坐此弊也。

（四）張胸吐息時，重則有血液逆流之患，輕亦壓迫心臟之活動，致血液循環不良，雖不猝倒，亦必有胸悶之苦。

（五）張胸吐息時，則在臍下之重心，上浮於胸。如此修習者，是錯亂之人也。

（六）弛胸修養者，為平和圓滿人，與張胸修習者迥異。所謂差之毫釐，謬以千里也。

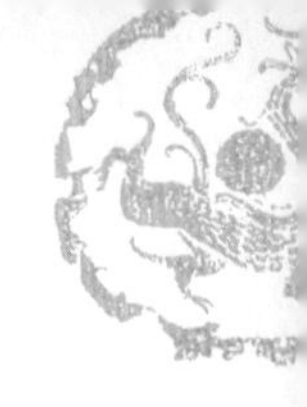

（七）力士之體格，於此點非常欠缺。彼等張胸而學習，致血液之循環不克圓滿，年過三十而精力早衰者，乃恒見之。若其姿勢合於前述之要件，則雖四十以後，精力亦可保其不衰。

（八）降下心窩而吐息時，雖極力吐息，亦絕不覺有胸悶之苦。

上體下體之力必須拔去

（一）因欲入力於臍下，則絕不可全身用力。

（二）入力於臍下者，集全身之力於臍下之謂也。集全身之力於臍下者，拔去上體下體之力之謂也。拔此上下之力，乃靜坐時呼吸時最宜注意者也。

（三）關於此點，可參考不倒翁之理法。

呼吸練習之時刻

（一）呼吸練習之時刻，一日中以何時為宜，無須特別規定，惟擇精神易

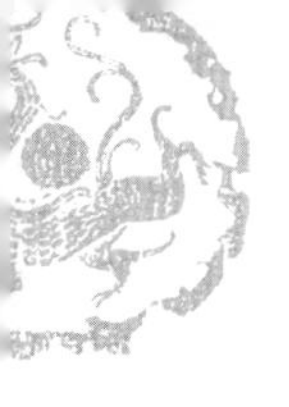

於集注之時為最善。

（二）照前章所說，靜坐時之前後練習之，為最善。

（三）可於靜坐前或靜坐後之五分乃至十分間行之。

（四）呼吸之度數，每一次約一分時。

（五）練習宜在空氣清潔之處，惟此與深呼吸法不同，專為調節呼吸，非以空氣為必要條件也。

（六）若能終日行正呼吸，得所謂息貯（用力使氣貯於腹內，義與前同，不過此係人工耳）者，則此一時的練習，可以無需。

日常呼吸與時時充實腹力之用意

世人之呼吸，與正呼吸反對者為多，故調節呼吸，宜行此一時的練習，而日常呼吸之調節，與時時用意充實腹力，乃尤要也。說明於下。

（一）平常之用意，不必如深呼吸之專注，只須照上所述方法，調節呼

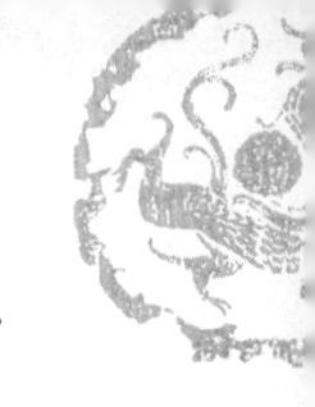

吸，使吸息短，吐息緩而長，而吐息時，宜刻刻入力於腹部。

（二）腹力自晨起至夜眠，不可須臾拔去。

（三）平時宜張力於腹而呼吸。

（四）因時時吸息變換之故，可略作深吸氣，此時臍下宜少收縮。又使腹力充實，繼續行之，可得生身。

（五）不拔去腹力者，不弛氣之謂也。宜時時如貓狙鼠，使全身精力充實於臍下，不可須臾懈怠。

（六）既使腹力充實，同時又宜減少轉瞬。蓋轉瞬多者，血行不良，氣力不充實之證據也。

（七）欲終日不拔去腹力，非常時竭力實行不能養成習慣。

以上僅說明方法，若與下章說明之原理對照，則其意義之所在，更可瞭然矣。

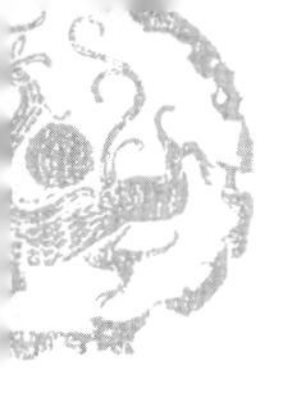

第四篇　靜坐之原理

人生發達之根本

靜坐之方法，前已言之。而靜坐之原理果何如乎?欲知此原理，宜先察草木之如何發達。明乎此，則靜坐之理，不待煩言而解矣。草木莫不有根，根正而固，則自能引水上升，吸收養料，而遂其生長，故根者，草木發達之本也。然則修養其本，為草木之暢茂發達，所不可缺者。

吾人欲其體之健全發育，可不修養其本，使之正且固乎。古人云：「本立而道生。」靜坐者，即循乎自然以立其本者也。

身心健全發達者，固有種種之要素。而此要素，又由吸收種種之營養。然

欲吸收此營養，不可不有正而且固之根，故培其根者，人生發達之大本也。靜坐之於人身，猶根之於草木也。

鬱鬱之幹，灼灼之花，累累之實，此果樹之健全發達也。而此發達，即其根之力也。惟人亦然，根正而固，則其肉體之美，宛如玉樹亭亭，智識之美，無異名花爛漫，品性之美，亦若佳果成熟，凡此皆由其根使之然也。而靜坐者，即培其根之道也。

重心之安定

所謂人生發達之根，即指身心之重心而言。重心為身心之主宰，古今英雄豪傑，未有重心不定，而精神精力能充實者。立人生發達之根，即安定此重心之謂也。

多食滋養物，未必能強健其肉體；讀破萬卷書，未必能磨礪其精神。其根本之第一義，惟在重心之安定。重心安定，而後食物可為肉體之營養，書籍可

為精神之滋補。

重心為中庸之主

重心者中庸之主也。凡物皆有重心，失其重心，則失其中庸而物不安；得其重心，則得其中庸而物乃安。此理學之法則，實自然之法則也。不倒翁之不倒，高塔層樓之不傾，皆循重心之法則而製造者也。蓋重心安定，則得其中庸，得其平均。人之身心，亦不能逃此法則也。

身心一致之理

人之心與身，諦審之，玄之又玄，實由不可思議之關係而成立者。心身本為一而非二。蓋就其末觀之，則心為心，身為身，明明有區別，而溯其源，則心身實歸一致也。

試舉淺近之事實證之，凡人受物驚時，心亦為之驚悸。畏霍亂病太甚者，

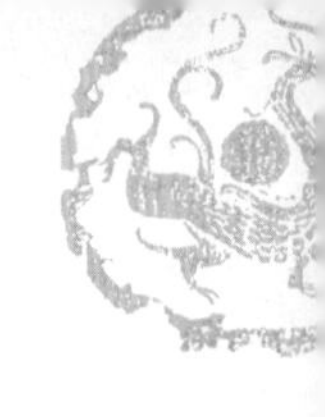

無黴菌之傳染，亦患泄瀉。心凝則嚴寒可以入水，憂深則一夜可以白頭，凡此皆身心一致使之然也。夫身心既不能離而為二，則其同為一本明矣。

今人多欲強分之，故有精神修養法與肉體健全法之別。而於其一致之根本，反不加修。此今日之教育，所以對於身心健全之發達，勞而寡效也。所謂身心一致之本，即重心是也。

重心之安定與肉體之健康

人體之組織，極複雜，極精微。以今日進步之科學，研究此複雜精微之組織，不過僅窺其門牆而已。且此組織，純係自然，不假人工，其所以活動者，實循夫天然之法則。吾人欲調節此組織，惟有順其自然，而不逾夫法則焉。其能收調節之效者，則重心之力也。

人體依重心而得中庸，保調節。重心安定（即重心鎮定於下腹），則身心如國家強有力之政府，坐鎮中央，全體之組織，依此中央政府，而成鞏固之統

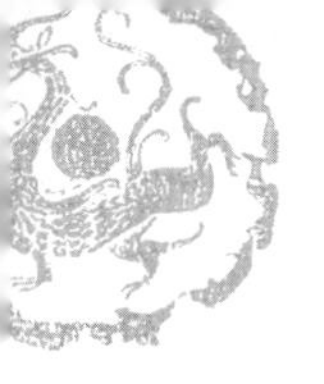
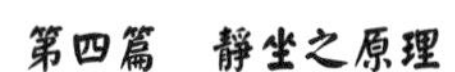

一，命令如流水之行，各部機關，皆完其本然之任務。因之血液循環，常覺圓滿，雖神經之末，毛髮之端，而營養無不普及。且新陳代謝，亦頗迅速，體內無邪氣惡血之停滯，故能疾病不生，雖生亦可不藥漸癒。由是筋肉發達，皮膚潤澤，而呈肉體之健康焉。

若重心不定（即重心上浮），則全身各部之機能，失其調節，血液運行，不能圓滿，致肉體起種種故障，而生疾病，至重心亢上時，即病死矣。

重心之安定與精力之集中

重心不定之人，酷似分裂之舊邦。中央無統一之大勢力，遂至全國騷然不靖，而又無定亂之力。國非無兵，且合全國計之，為數甚多，但無統率之力，故陷於尾大不掉之狀態。

重心不定之人亦然。非無精力，惟無統一全身之精力者，故散漫而不集中。以散漫之力出而任事，直疲勞而屈撓耳。苟能重心安定，則全身精力，集

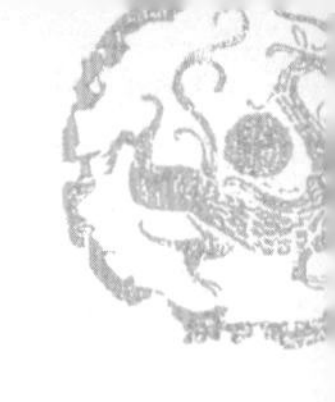

中於此。一旦有事，以其集中之精力當之，必綽綽然有餘裕矣。

重心之安定與七情之調和

肉體依重心以保調節，精神亦依重心以保調節。人與外物接觸，則感動七情。七情發而中節，而後可得人生之幸福也。

然則如何而得七情之調和乎。曰，在得心之中庸而已，如何而得心之中庸乎。曰，在使重心安定而已。

蓋重心安定，則不可悲者不悲，不可驚者不驚，不可怒者不怒，當事而神不亂，膽不怯，常有泰然自若之概，斯得七情之調和矣。否則失其重心，七情不得調和，而精神為之昏亂矣。

夫修養不足者，少遇艱難，即焦躁煩悶，不可終日。因之分別決斷，皆失其宜。此即重心上浮之所致也。

重心為身心一致之點

謂體之重心與心之重心有差別者，非也。蓋重心通身心而為一。此一之重心安定，則心泰體康，同時皆得。反之重心失其安定，則心泰體康，同時皆失。所謂神經衰弱病者，即失一之重心，遂生身心共同之故障，而成共同之疾病，此最顯著之實例也。

要之重心惟一，一則身心共貫，由是可知身心一致之關係。而精神之健全與肉體之健全，融合一致之理由，亦愈明矣。據此理由及事實，則重心實為掌身心中庸之中央政府，即操身心健康之最上權力者也。

重心安定法

於此問題更進一步，則如何為重心安定之法是也。夫吾人重心安定之處，宜以臍下（即下腹）為其首府。無論臍下之狀態如何，而重心之狀態，常覺安

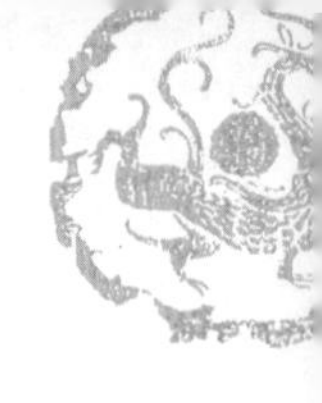

定，則全身之力，集中此處，臍下膨脹而堅，且富強韌之彈力，此重心安定之現象也。

古之所謂豪傑之士，往往就重心安定法，身體力行，且筆之於書，所謂張力於氣海丹田者是也。張力於氣海丹田，為安定重心所不可缺之要件（但古人方法，於姿勢呼吸，不甚研究）。

如呼吸篇所述終日做生身之姿勢，張力於臍下者，即重心安定之要件也。若以此理與呼吸篇所述方法參考之，則讀者必更了然於心矣。雖然，重心之安定，此猶未足也。

靜坐與重心之關係

吾人既知身心一致之本，則安定重心之法，若僅使臍下為肉體機械之張縮，自不得十分鎮定。必也心神平和，而後重心乃得安固，無動搖之患矣。

缺乏修養者，脫離紛擾，自覺胸次廓然，馳逐劇務者，遷居山中，自覺腹

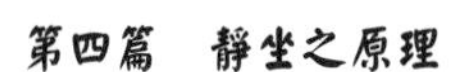

部泰然，此非胸與腹之鎮定，乃重心較前為鎮定耳。重心何以鎮定，乃其心較前為平和耳。然則心之平和，與重心之安定有重大關係，從可知矣。

靜坐為最後之重心安定法

常人重心不得安定，實難得其心之平和，此靜坐法之所以不可缺也。靜坐者不求何物，不思何事，如萍浮水，如月懸空，是為真空之靜，絕對之靜，靜之又靜，心之平和，自然即得。

初雖一時行之，而能每日繼續，一時之心，即不斷之心也。如是，則其重心漸歸安定矣。

參考靜坐篇所陳方法，及初篇中岡田先生身心發展之原動力，則此理更易明瞭。

要之靜坐惟在心定氣靜，心定則重心自然安定，重心安定，則氣益靜矣。靜坐與重心互為因果，吾人宜完全其作用也。

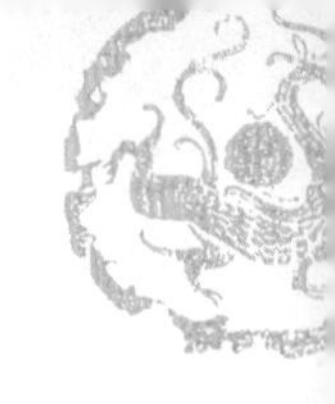

靜坐癒病之理

靜坐可使身心健全發達，又可使發達不健全之人，改造其身心。靜坐之目的，本不在治病，亦不在增進健康，而其結果，乃可卻病強身，此亦自然之理也。

人之疾病，有由遺傳或生來之缺陷，意外之毀傷所致者，可勿論矣。通常疾病，其根本原因，大都發於精神之不統一，重心之不安定。蓋血液循環，陷於不良，疾病之所以生也。

血行既惡，則於某局部血液停滯，或於某局部血液不足，過多與不足之處，皆不能受充足之營養，由是而起故障，而生疾病焉。

然則使血行圓滿之道奈何。曰以精神之平和，重心之安定，為最大要件。此據科學之研究，又徵諸實驗，而無可疑者也。欲得此結果，靜坐實為最有效之方法。

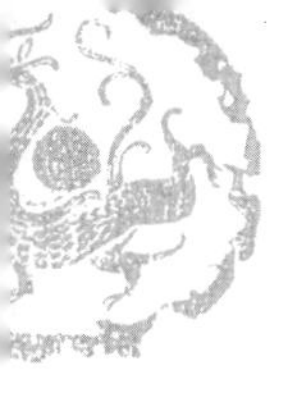

一般人錯誤之衛生思想

近世醫學之進步，超越他種學術，殆有人定勝天之概。雖然，吾人尊敬科學，又不可不尊敬自然之法則。蓋醫學之進步，吾人固受其賜，而對於維持健康之自然大本，尤宜注意。

若因醫學之進步，忘人生發達之大本，拘於科學萬能之謬見，惟醫學之力是賴，則其人可謂已失其生命者也。

今人多不知修此大本，譬之居宅，樑柱欹傾，而居是室者，徒事補苴罅漏，即以為盡修繕之能事，此大謬也。然則如何而可？曰非正其基礎，加以改造不為功。人生之大本亦然，其道無他，靜坐是也。

若夫因靜坐中功深，而能與絕對交通，此非文字所得說明，惟由實行感應之道而自知之。

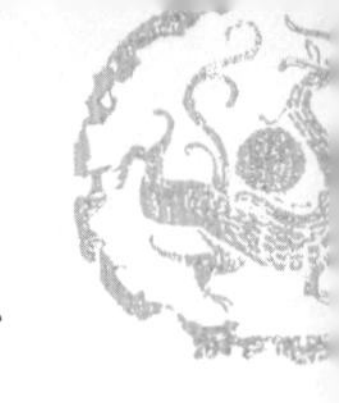

第五篇　主要之注意

第一　呼吸與靜坐之關係聯絡

靜坐之方法及原理，已詳於前，茲就實行上之心得略陳之。

第一為實行者之迷，謂宜聯絡呼吸與靜坐之關係而實行之。此迷之起，由於思考岡田先生之所謂呼吸，有強呼強吸之一方法也。

然此與深呼吸不同，惟用正呼吸繼續入力於下腹，行住坐臥，無時間斷而已。但習於反對之呼吸，而難行正呼吸者，宜於靜坐前後，練習強呼吸，則可得呼吸之調節，此即不拔腹力之心得也。

至於靜坐次數，可於起眠時各行一次，若有暇時，日行數次亦佳。

第二　終日不可拔去臍下之力

臍下之力終日不可拔者，誠以拔力之時，即拔氣之時，心中生隙之時也。心中生隙，則心與身之狀態皆狂矣。是故自朝起以至夜眠，臍下之力，絕不可拔。惟就寢以後，拔之可也。

岡田先生頭一就枕，即成酣睡。凡修養深者，其腹覺時韌如球，眠時軟如棉。相差愈甚，體愈健康。若夫不健全者之腹，覺時固無力，眠後亦不甚軟。其氣力張時與弛時無甚差別。蓋用力乎，拔力乎，均不可得而知之者，此不健全人之腹之常態也。

第三　靜坐與動搖之關係

靜坐者往往易陷誤解，如身體不動搖者，輒以為此效力薄也，感應少也，而希望其早見動搖。又如眾人靜坐之際，見其中有激而動搖者，則以為他人動

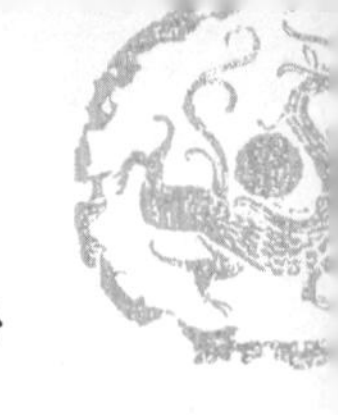

搖，而已何以不動搖，略存焦躁之意。如此皆大謬也。

夫動搖之有無遲速，因人而異，不必強同。有初修靜坐之日，即行動搖者。有靜坐三年以上而不見動搖者。前者不足貴，後者不足憂。聽其自然，毫不介意。此靜坐之宜注意者也。

第四　宜忘增進健康之問題

初修靜坐之人，往往以治病或增進健康為目的，此亦誤也。世人不解靜坐之為何物，其注意身心之變化，在所難免。

然以此希望而修靜坐，不惟不解靜坐之妙味，且無增進健康之一日。何則，如前所述靜坐之妙理，由此而得平和之心，心既變化，體亦隨之變化，此自然之勢也。

若執著健康之問題，則終不得心之平和。必忘此問題，而後可收改造身心之效。

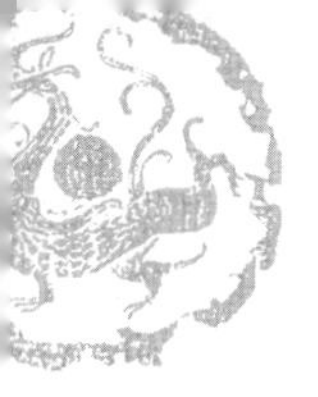

第五　求速效之錯誤

次宜注意者，不可求速效是也。大抵初修者之通病，在乎進銳而退速。不知效果之來，有遲有速，若以稍遲而灰心，則大不可也。

夫靜坐為心身之修養法。心身之修養，與食物之營養無異。一息尚存，不容少懈，熱心固不可少，而毅力尤不可無。修養既久，自有收效之一日。語云，欲速則不達。願初修靜坐者，三復斯言。

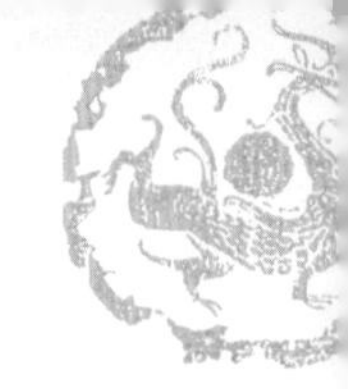

SITTING
BY
OKADA
Translated by
TSIANG WEI CH'IAO
1st ed., Nov., 1919 7th ed., Feb., 1931
Price: $.30, postage extra
THE COMMERCIAL PRESS, LIMITED
SHANGHAI, CHINA

中華民國八年十一月初版
中華民國二十年二月七版

（岡田式靜坐法一冊）
（每冊定價大洋叁角）
（外埠酌加運費匯費）

原著者 日本岡田虎次郎
譯述者 武進蔣維喬
發行者 商務印書館
印刷所 上海北河南路北首寶山路 商務印書館
總發行所 上海棋盤街中市 商務印書館
分售處 北平 天津 保定 瀋陽 吉林 龍江 濟南 太原 開封 西安 南京 杭州 蘭谿 安慶 蕪湖 南昌 九江 漢口 長沙 常德 衡州 成都 重慶 廈門 福州 廣州 潮州 香港 梧州 雲南 貴陽 張家口 新嘉坡 商務印書分館

N二五九八號

歡迎至本公司購買書籍

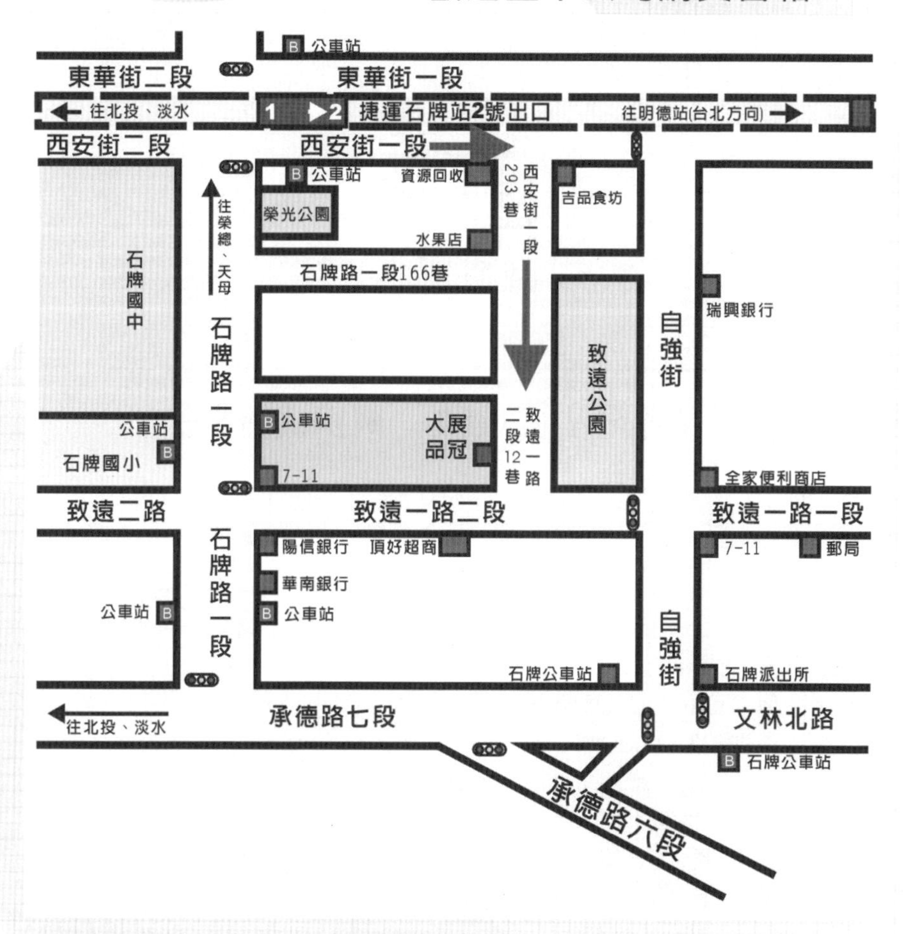

建議路線

1.搭乘捷運・公車

淡水線石牌站下車，由石牌捷運站２號出口出站(出站後靠右邊)，沿著捷運高架往台北方向走(往明德站方向)，其街名為西安街，約走100公尺(勿超過紅綠燈)，由西安街一段293巷進來(巷口有一公車站牌，站名為自強街口)，本公司位於致遠公園對面。搭公車者請於石牌站(石牌派出所)下車，走進自強街，遇致遠路口左轉，右手邊第一條巷子即為本社位置。

2.自行開車或騎車

由承德路接石牌路，看到陽信銀行右轉，此條即為致遠一路二段，在遇到自強街(紅綠燈)前的巷子(致遠公園)左轉，即可看到本公司招牌。

國家圖書館出版品預行編目資料

因是子靜坐法 正續篇　岡田式靜坐法／因是子 著
——初版——臺北市，品冠文化，2015[民104.11]
面；21公分——（壽世養生；24）
ISBN 978-986-5734-37-4（平裝）
1.靜坐
411.15　104018159

因是子靜坐法正、續篇　岡田式靜坐法

著　　者／因　是　子
責任編輯／王　躍　平
發 行 人／蔡　孟　甫
出 版 者／品冠文化出版社
社　　址／台北市北投區（石牌）致遠一路2段12巷1號
電　　話／(02) 28233123・28236031・28236033
傳　　真／(02) 28272069
郵政劃撥／19346241
網　　址／www.dah-jaan.com.tw
E-mail／service@dah-jaan.com.tw
登 記 證／北市建一字第227242號
承 印 者／傳興印刷有限公司
裝　　訂／眾友企業公司
排 版 者／千兵企業有限公司
授 權 者／山西科學技術出版社
初版1刷／2015年（民104年）11月

定　價／200元

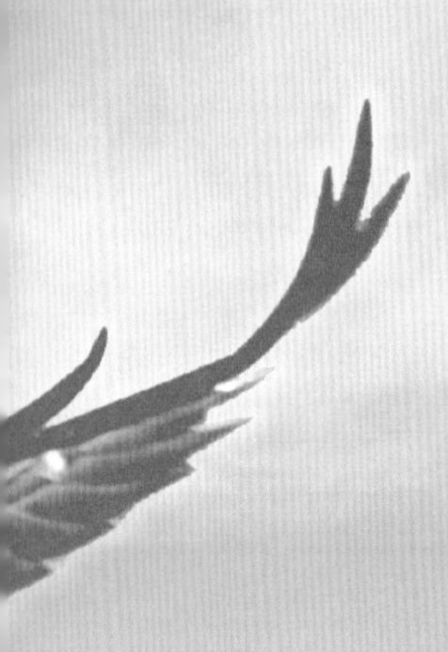

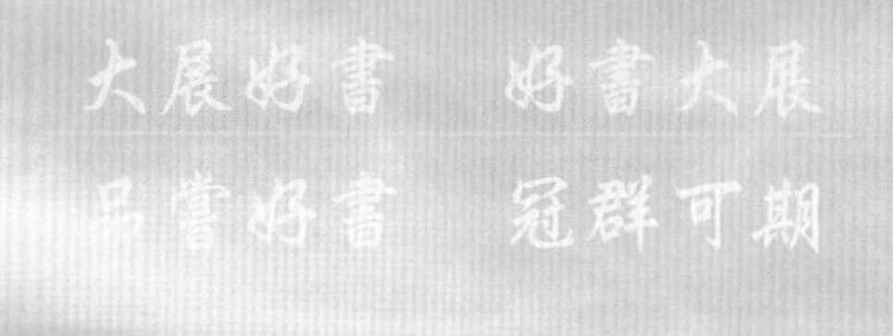
大展好書 好書大展
品嘗好書 冠群可期

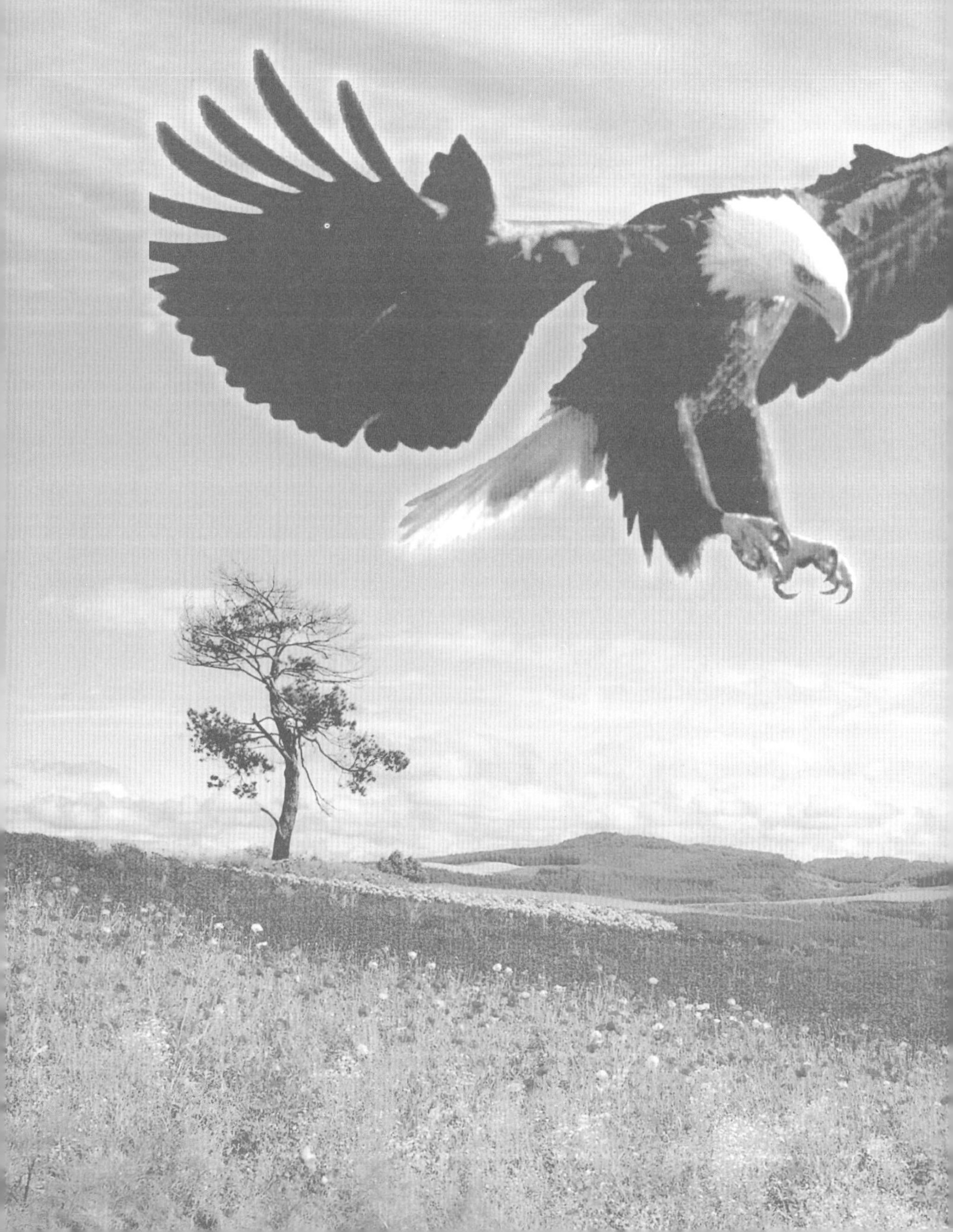